あした話したくなる

おもわず びっくり

からだのふしぎ

朝日新聞出版

おなかが鳴《な》るのは虫《むし》のせい？

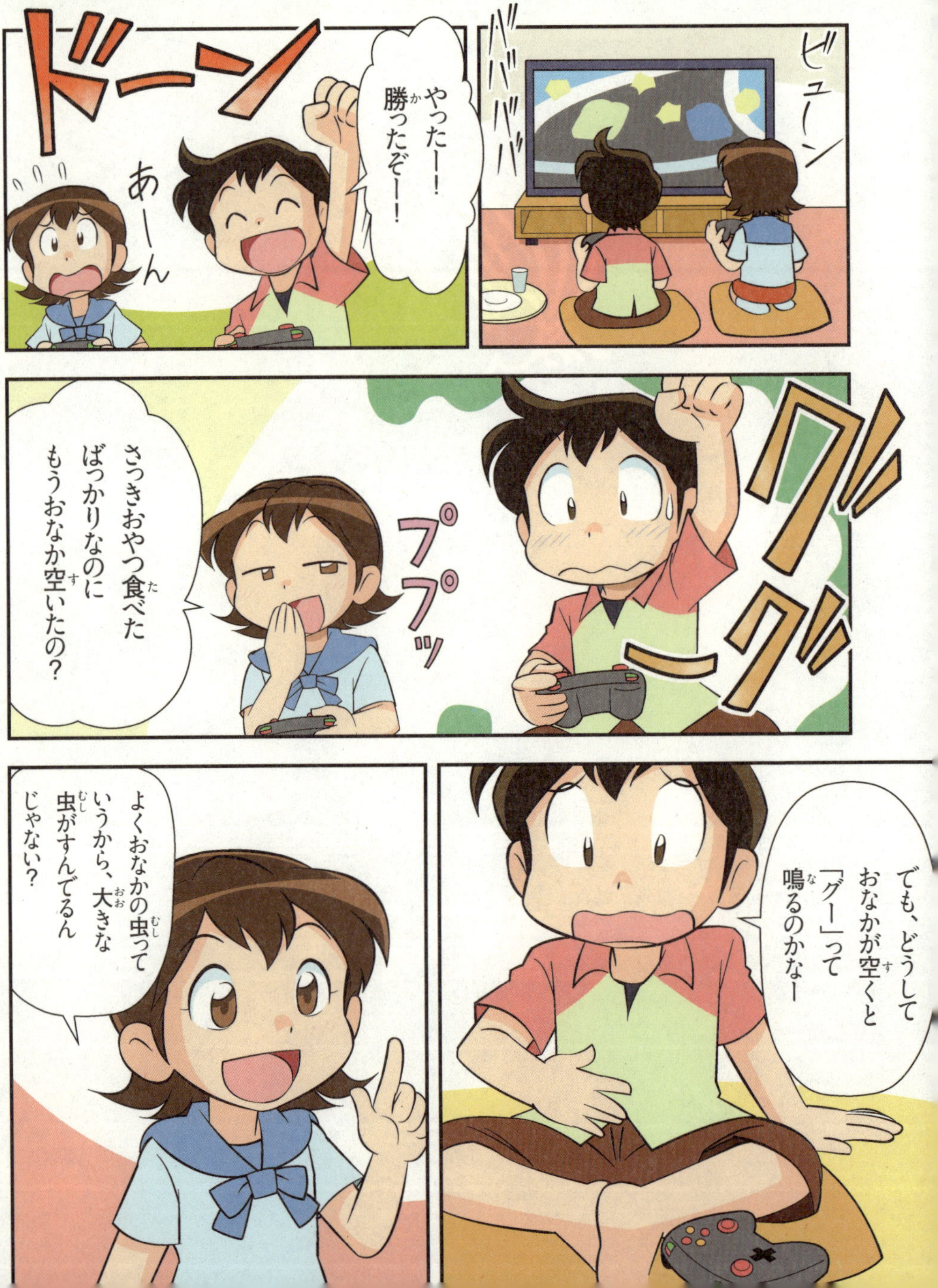

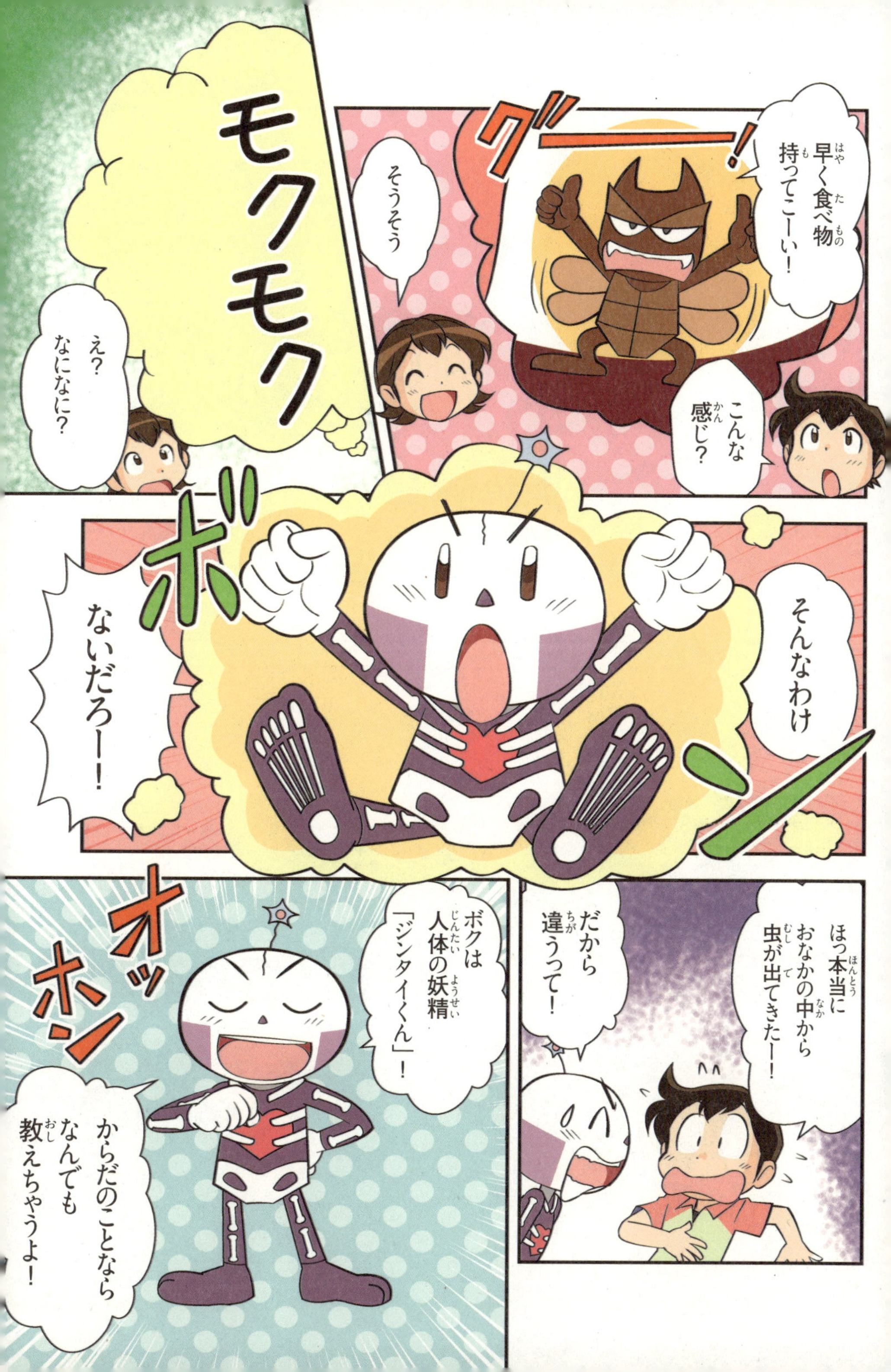
グーー!
早《はや》く食《た》べ物《もの》持《も》ってこーい!
こんな感《かん》じ?
そうそう
モクモク
え? なになに?
そんなわけないだろー!
ボン
ほっ本当《ほんとう》におなかの中《なか》から虫《むし》が出《で》てきたー!
だから違《ちが》うって!
オッホン
ボクは人体《じんたい》の妖精《ようせい》「ジンタイくん」!
からだのことならなんでも教《おし》えちゃうよ!

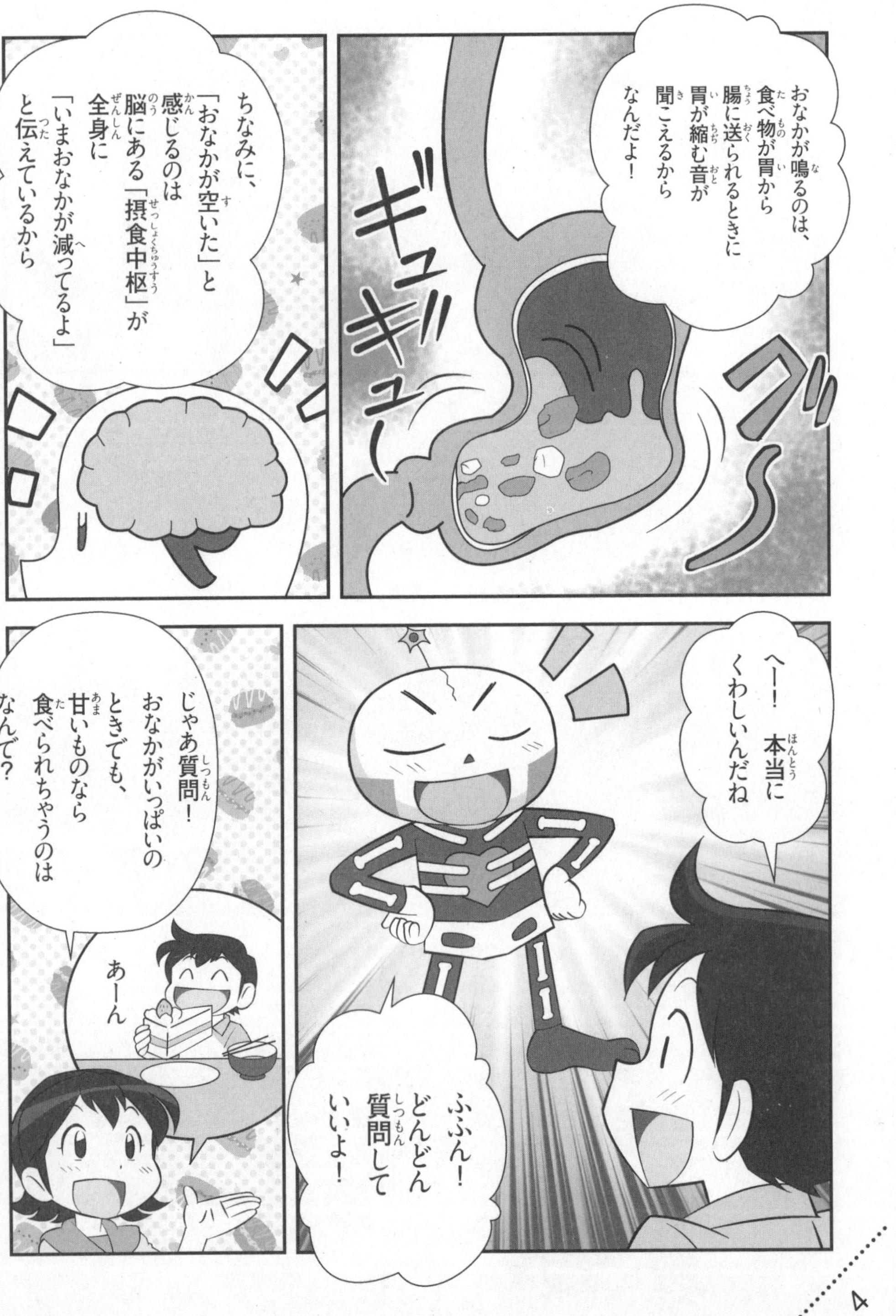

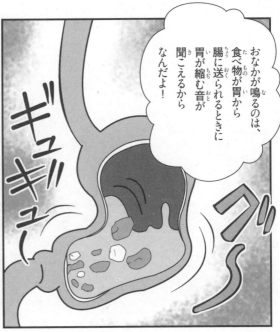

おなかが鳴《な》るのは、食《た》べ物《もの》が胃《い》から腸《ちょう》に送《おく》られるときに胃《い》が縮《ちぢ》む音《おと》が聞《き》こえるからなんだよ!

ギュ〃キュ〜

グ〜

ちなみに、「おなかが空《す》いた」と感《かん》じるのは脳《のう》にある「摂食中枢《せっしょくちゅうすう》」が全身《ぜんしん》に「いまおなかが減《へ》ってるよ」と伝《つた》えているから
へー! 本当《ほんとう》にくわしいんだね
ふふん! どんどん質問《しつもん》していいよ!

じゃあ質問《しつもん》! おなかがいっぱいのときでも、甘《あま》いものなら食《た》べられちゃうのはなんで?

あーん

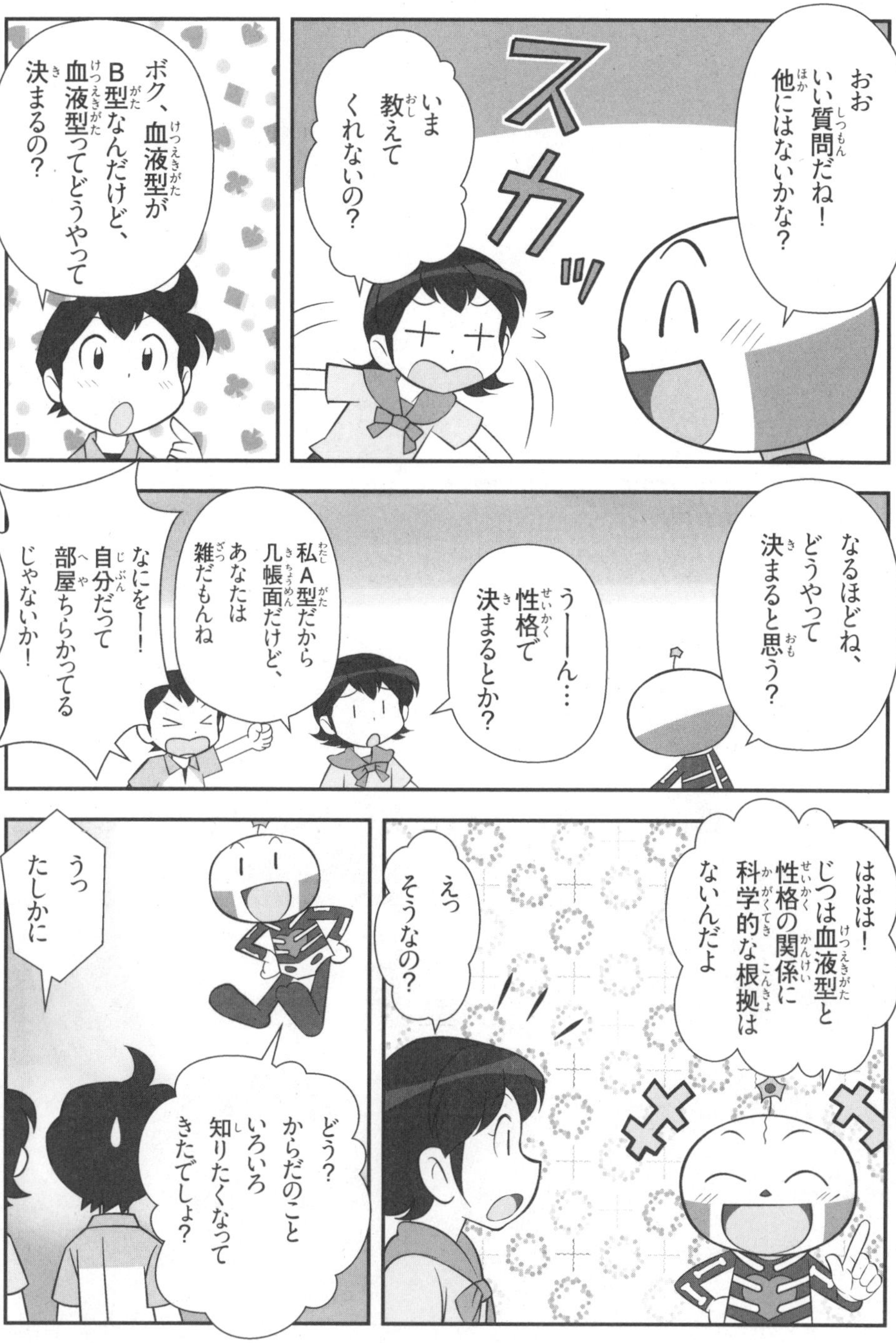
おお いい質問《しつもん》だね! 他《ほか》にはないかな?
スカッ
いま 教《おし》えて くれないの?
ボク、血液型《けつえきがた》が B型《がた》なんだけど、血液型《けつえきがた》ってどうやって 決《き》まるの?
なるほどね、どうやって 決《き》まると思《おも》う?
うーーん… 性格《せいかく》で 決《き》まるとか?
私《わたし》A型《がた》だから 几帳面《きちょうめん》だけど、あなたは 雑《ざつ》だもんね
なにをー! 自分《じぶん》だって 部屋《へや》ちらかってる じゃないか!
ははは! じつは血液型《けつえきがた》と 性格《せいかく》の関係《かんけい》に 科学的《かがくてき》な根拠《こんきょ》は ないんだよ
えっ そうなの?
どう? からだのこと いろいろ 知《し》りたくなって きたでしょ?
うっ たしかに

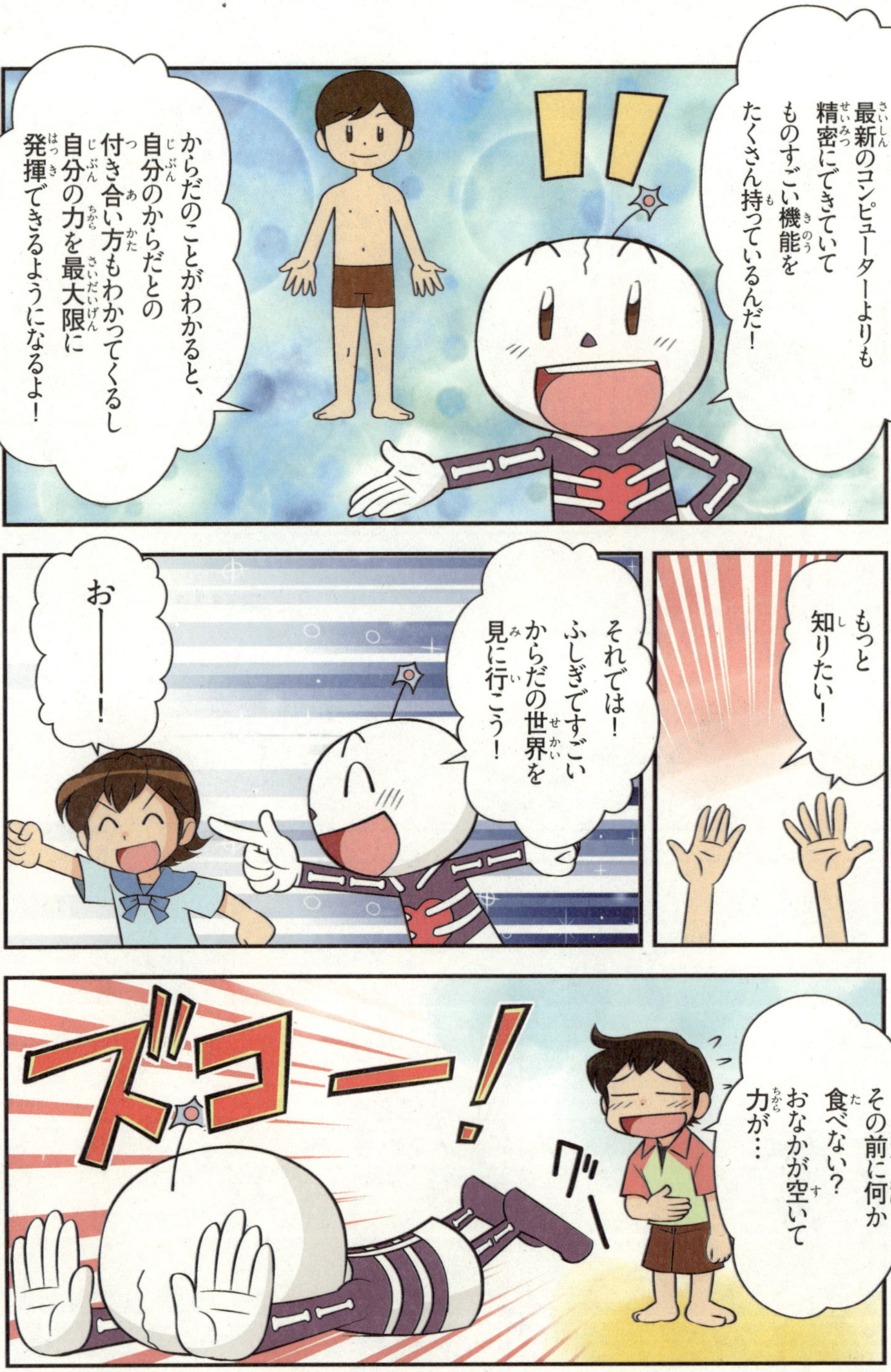
人間《にんげん》のからだは最新《さいしん》のコンピューターよりも精密《せいみつ》にできていてものすごい機能《きのう》をたくさん持《も》っているんだ！

からだのことがわかると、自分《じぶん》のからだとの付《つ》き合《あ》い方《かた》もわかってくるし自分《じぶん》の力《ちから》を最大限《さいだいげん》に発揮《はっき》できるようになるよ！

もっと知《し》りたい！

それでは！ふしぎですごいからだの世界《せかい》を見《み》に行《い》こう！

おーーー！

その前《まえ》に何《なに》か食《た》べない？おなかが空《す》いて力《ちから》が…

ズコー！

グー

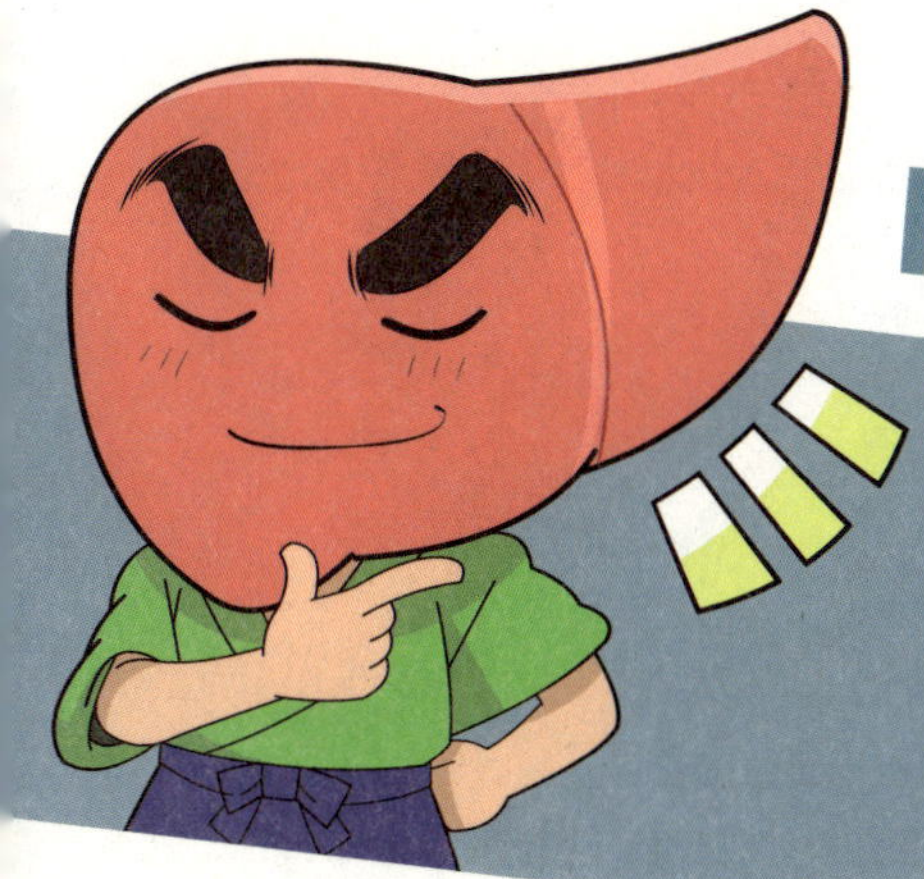

あした話《はな》したくなる

内臓《ないぞう》のふしぎ

1章《しょう》

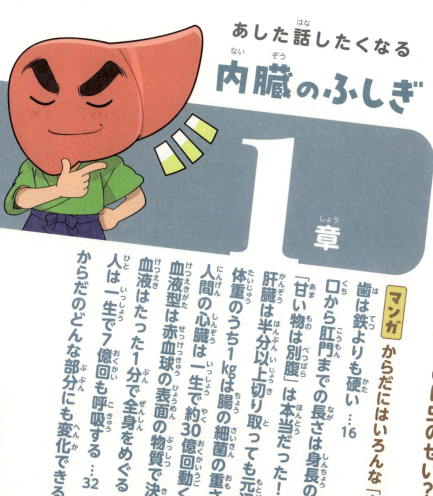

2章《しょう》

あした話《はな》したくなる
骨《ほね》や筋肉《きんにく》のふしぎ

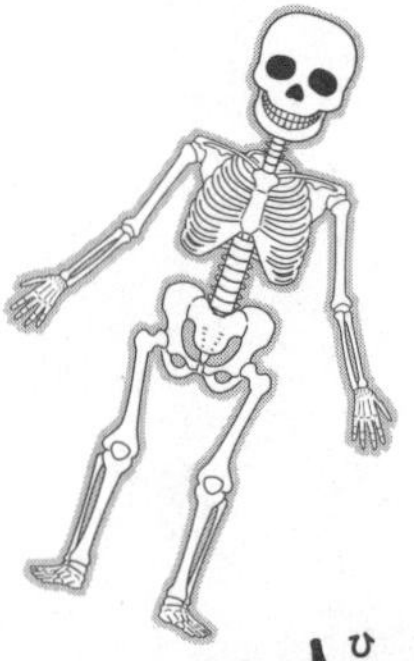

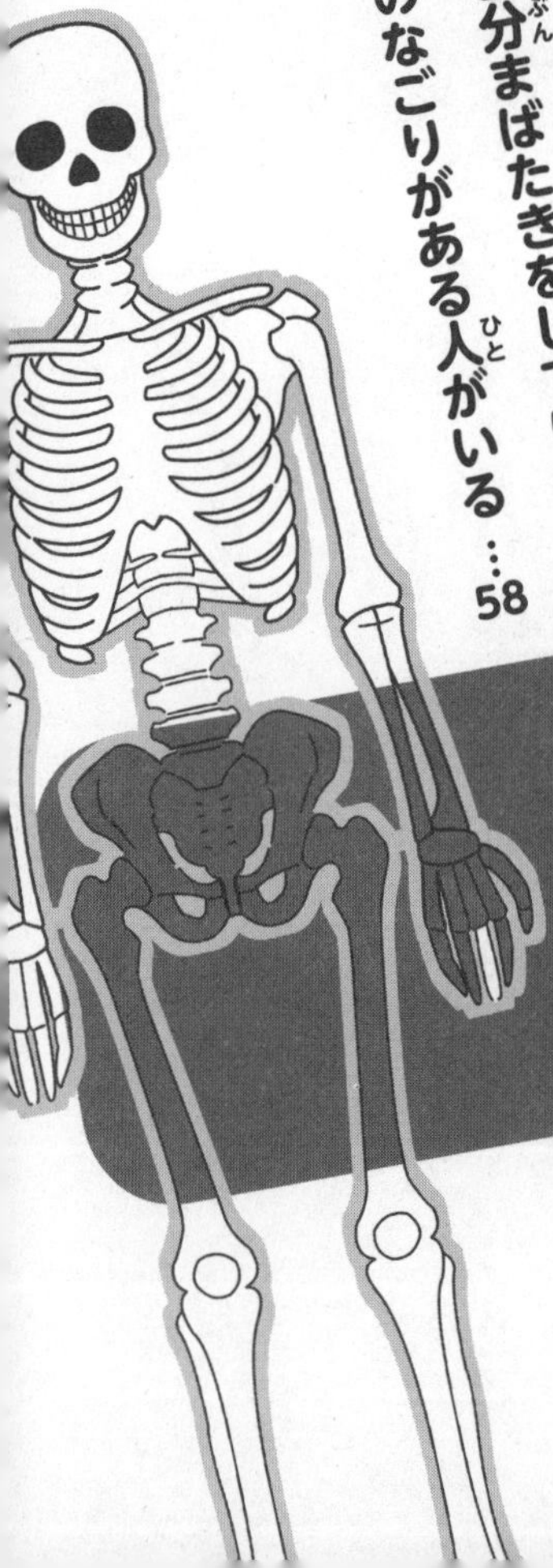

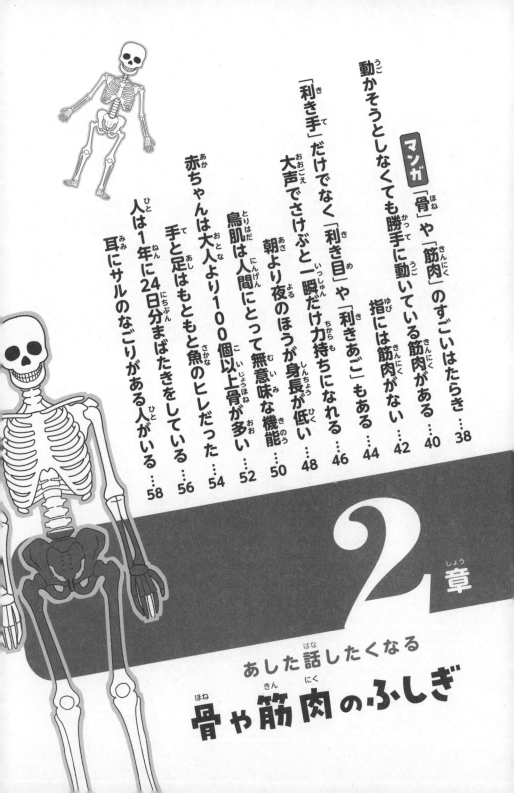

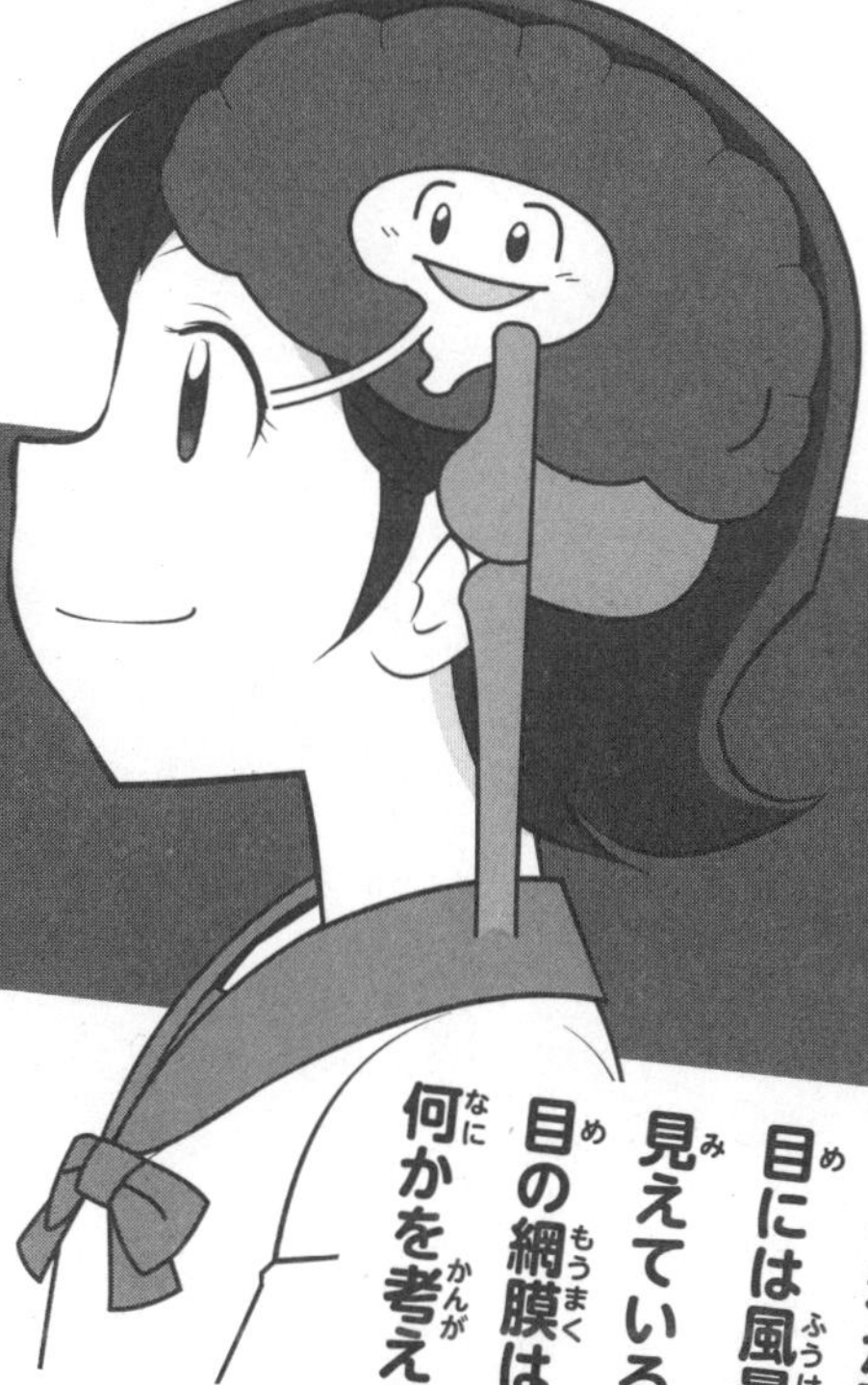

あした話《はな》したくなる 脳《のう》のふしぎ

3章《しょう》

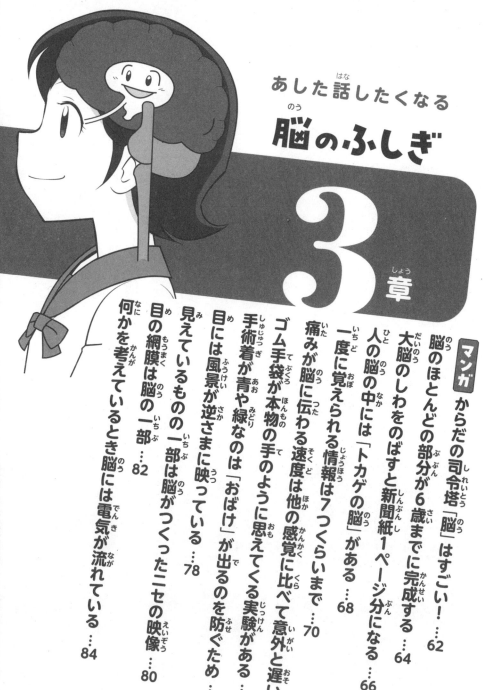

4章《しょう》

あした話《はな》したくなる

感覚《かんかく》のふしぎ

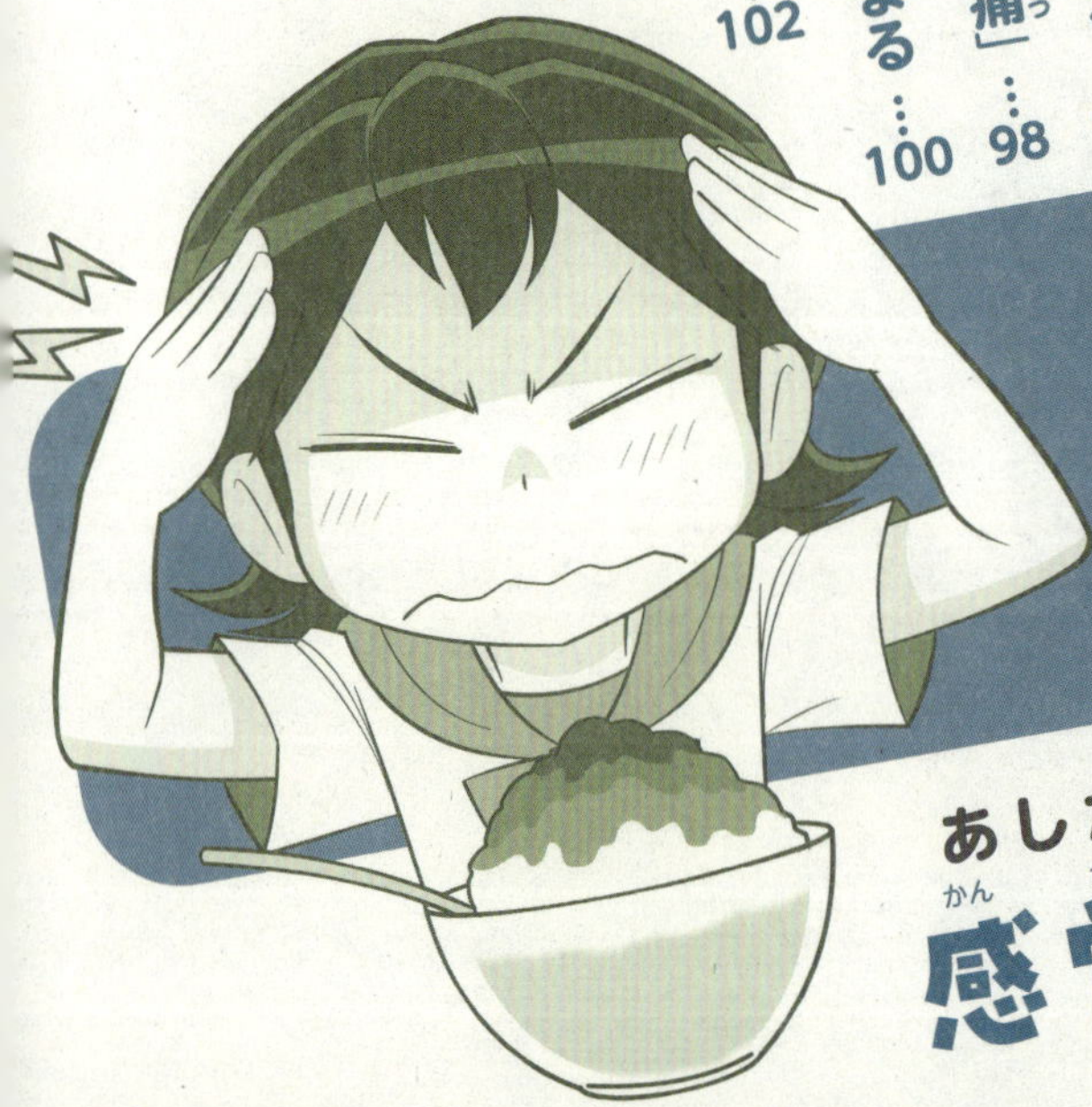

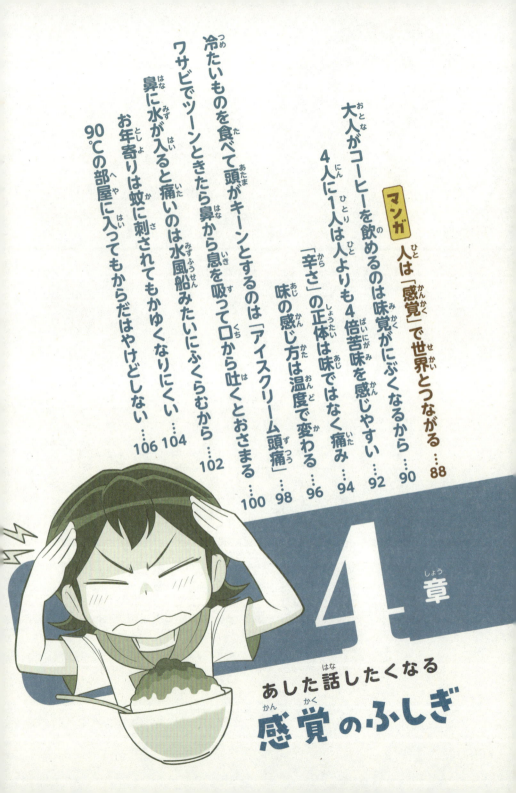

あした話《はな》したくなる
生《せい》活《かつ》に関《かか》わるからだのふしぎ

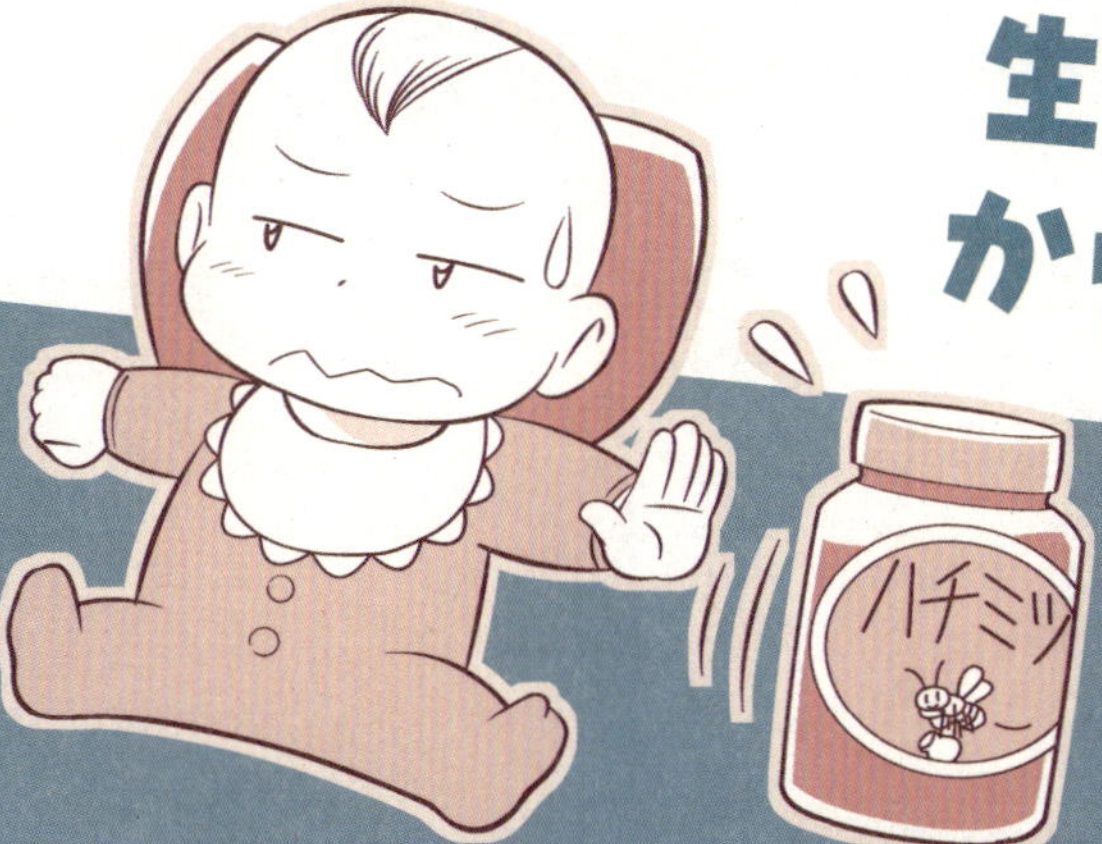

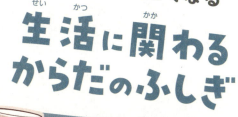

5章《しょう》

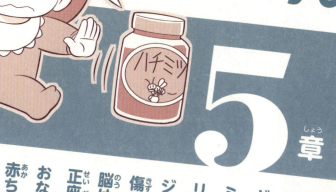

コラム

みんなはできる？

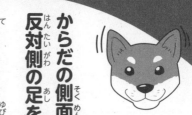

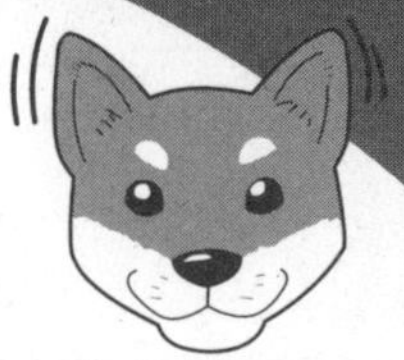

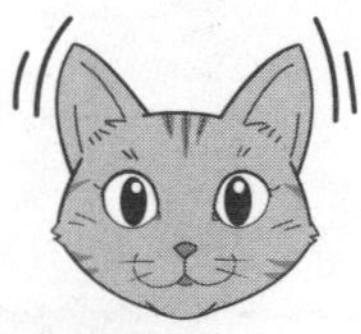

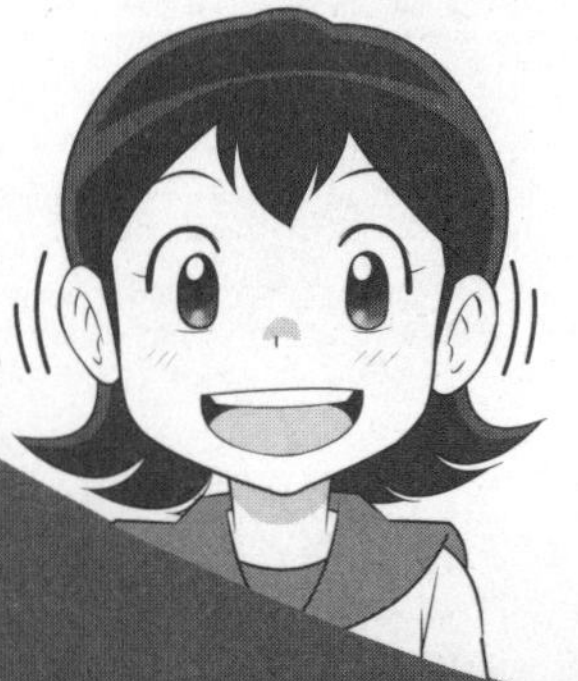

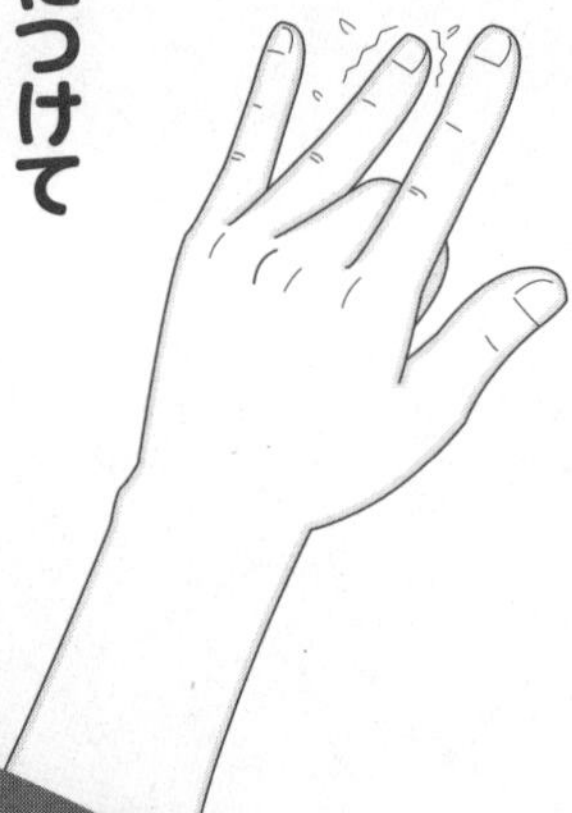

1章《しょう》

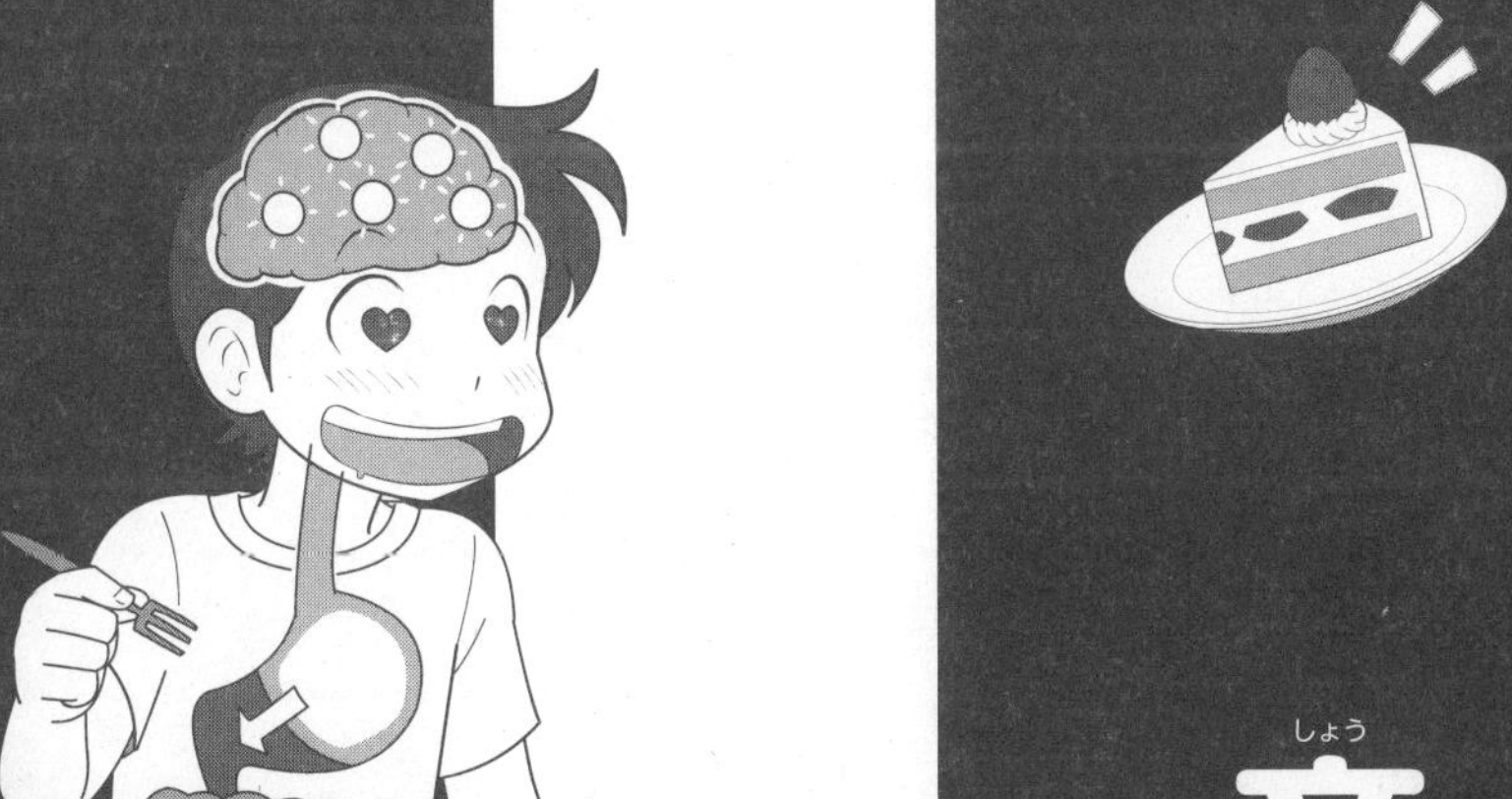

あした話《はな》したくなる
内《ない》臓《ぞう》のふしぎ

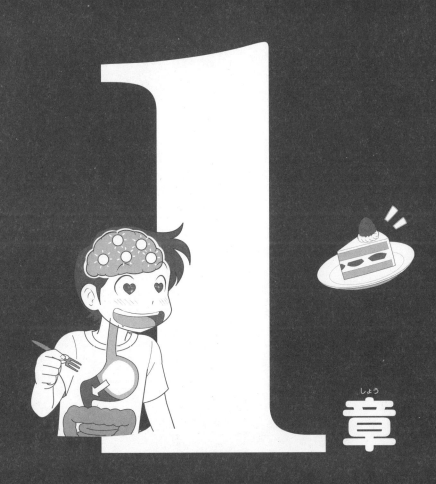

からだにはいろんな「内臓《ないぞう》」がつまっている

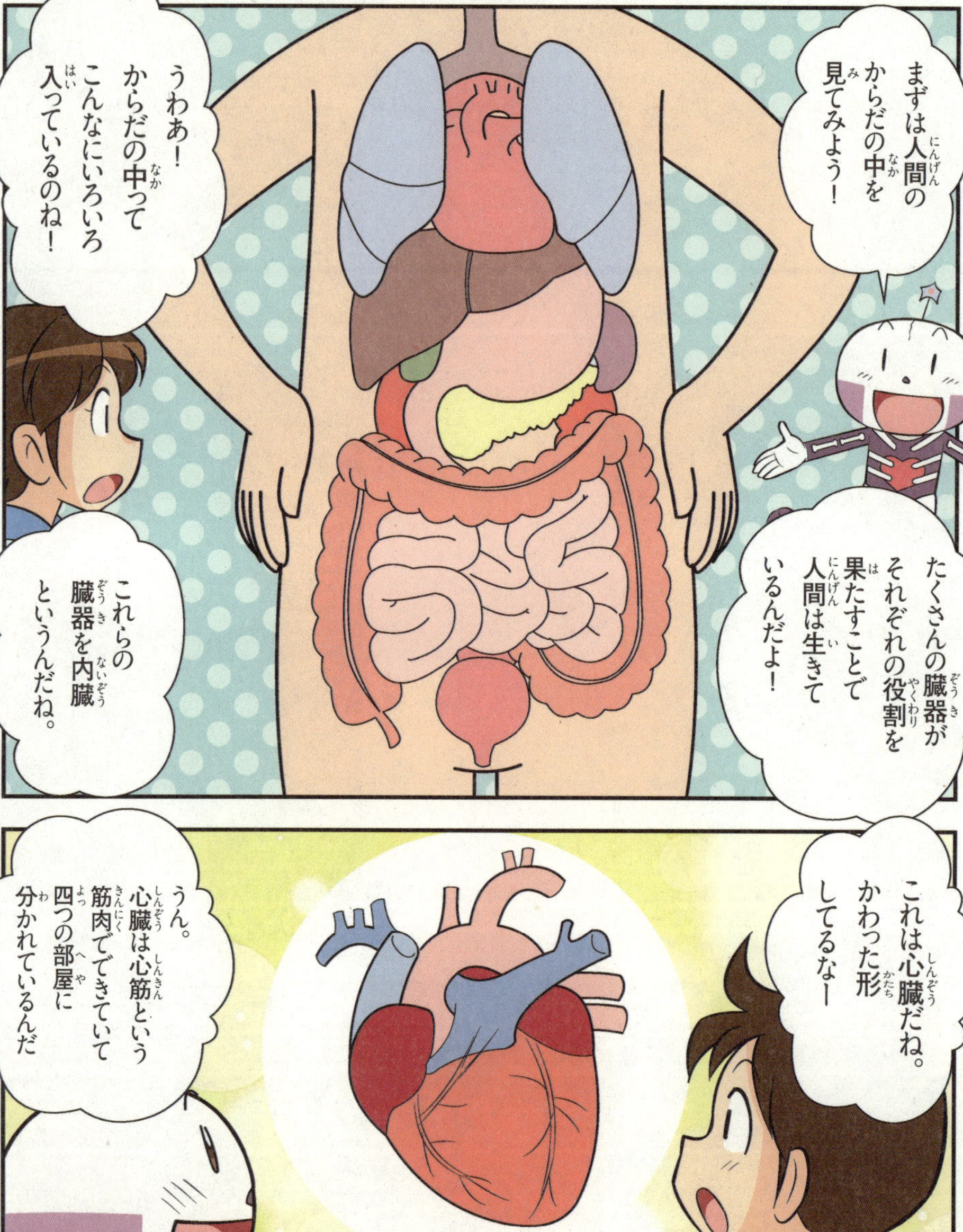

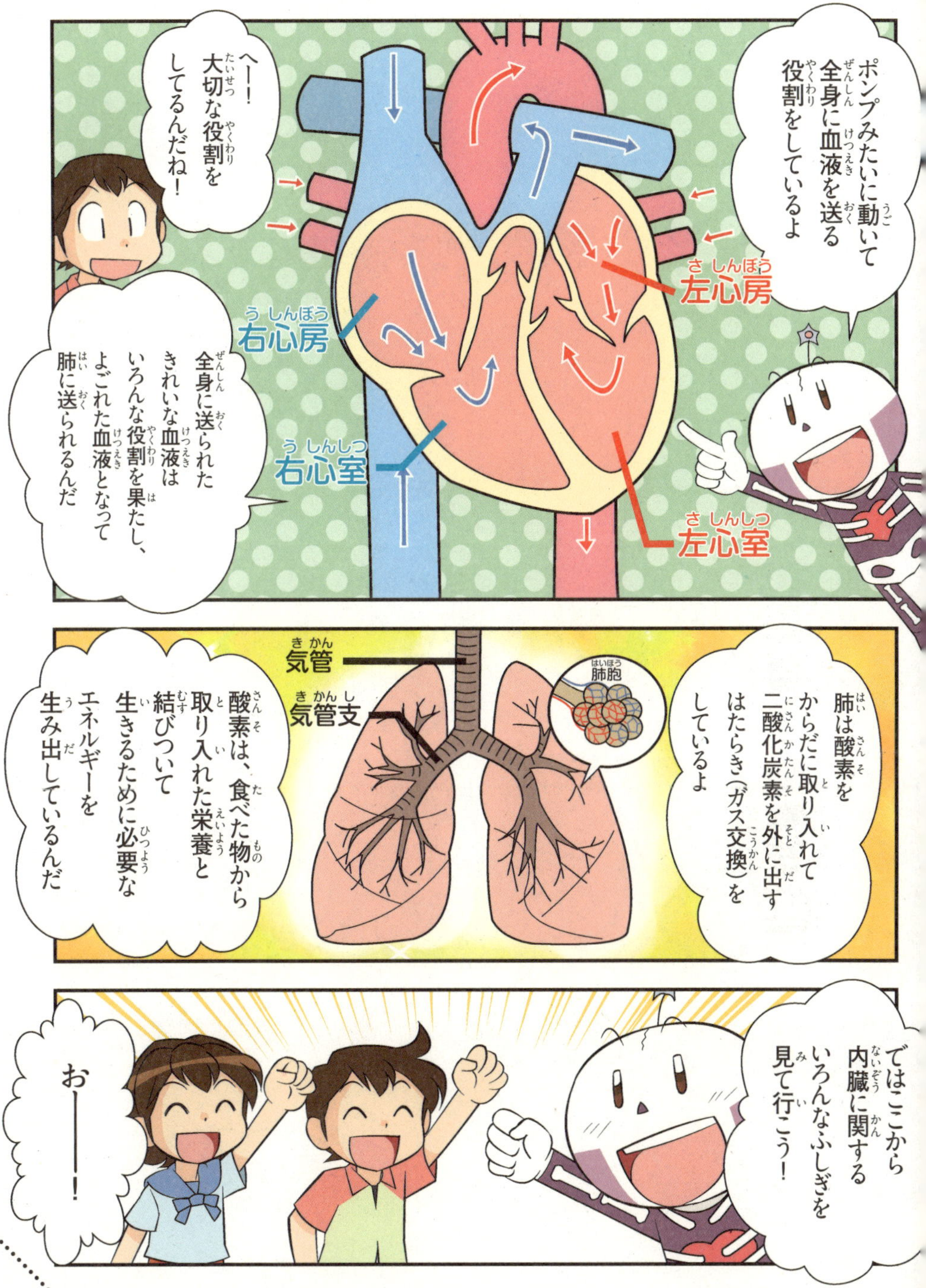
ポンプみたいに動《うご》いて全身《ぜんしん》に血液《けつえき》を送《おく》る役割《やくわり》をしているよ
へー！大切《たいせつ》な役割《やくわり》をしてるんだね！
左心房《さしんぼう》
右心房《うしんぼう》
右心室《うしんしつ》
左心室《さしんしつ》
全身《ぜんしん》に送《おく》られたきれいな血液《けつえき》はいろんな役割《やくわり》を果《は》たし、よごれた血液《けつえき》となって肺《はい》に送《おく》られるんだ
肺《はい》は酸素《さんそ》をからだに取《と》り入《い》れて二酸化炭素《にさんかたんそ》を外《そと》に出《だ》すはたらき（ガス交換《こうかん》）をしているよ
気管《きかん》
気管支《きかんし》
肺胞《はいほう》
酸素《さんそ》は、食《た》べた物《もの》から取《と》り入《い》れた栄養《えいよう》と結《むす》びついて生《い》きるために必要《ひつよう》なエネルギーを生《う》み出《だ》しているんだ
ではここから内臓《ないぞう》に関《かん》するいろんなふしぎを見《み》て行《い》こう！
おーー！

歯《は》は鉄《てつ》よりも硬《かた》い

リンゴを握《にぎ》りつぶせる人《ひと》は、ほとんどいません。でも、リンゴをかみ砕《くだ》くことは、ほとんどの人《ひと》ができます。それは歯《は》が、からだの中《なか》でいちばん硬《かた》い部分《ぶぶん》だからです。

歯《は》が硬《かた》いのは、表面《ひょうめん》が「エナメル質《しつ》」という層《そう》で覆《おお》われているからです。「モース硬度《こうど》」という鉱物《こうぶつ》の硬《かた》さを表《あらわ》す数値《すうち》で比《くら》べてみると、鉄《てつ》は4、ガラスは5ですが、歯《は》は7。つまり、歯《は》は鉄《てつ》よりも硬《かた》いのです。

歯《は》が硬《かた》いおかげで、私《わたし》たちは、肉《にく》や野菜《やさい》などの食《た》べ物《もの》を細《こま》かく砕《くだ》くことができます。食《た》べ物《もの》は細《こま》かくなるほど、胃《い》の中《なか》で胃酸《いさん》とよく混《ま》ざるため、消化《しょうか》が早《はや》くなります。つまり、より短《みじか》い時間《じかん》で、たくさんの栄養《えいよう》を取《と》ることができるのです。

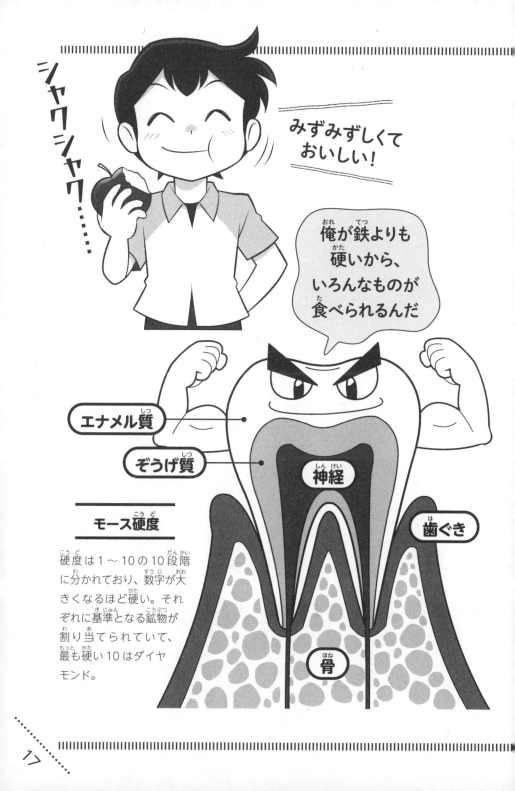

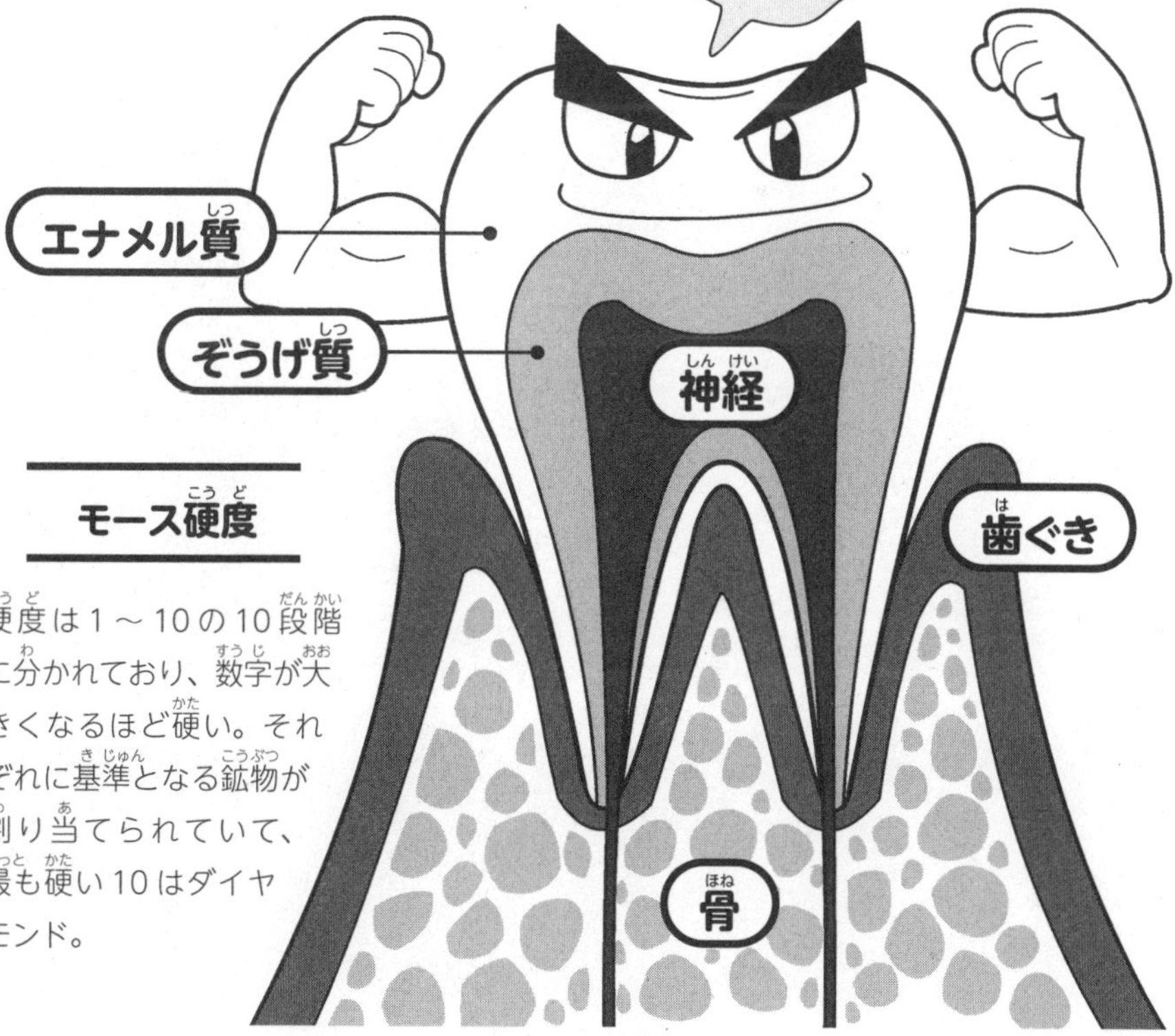

モース硬度《こうど》

硬度《こうど》は1～10の10段階《だんかい》に分《わ》かれており、数字《すうじ》が大《おお》きくなるほど硬《かた》い。それぞれに基準《きじゅん》となる鉱物《こうぶつ》が割《わ》り当《あ》てられていて、最《もっと》も硬《かた》い10はダイヤモンド。

口《くち》から肛《こう》門《もん》までの長《なが》さは身《しん》長《ちょう》の約《やく》5倍《ばい》

口《くち》から入《はい》った食《た》べ物《もの》は、からだの中《なか》でどうなるのでしょうか？

口《くち》と肛門《こうもん》（おしりの穴《あな》）は、からだの中《なか》でホースのように１本《ぽん》の長《なが》い管《くだ》でつながっています。これを「消化管《しょうかかん》」といいます。

消化《しょうか》とは、食《た》べ物《もの》を細《こま》かくして栄養《えいよう》をからだに取《と》り入《い》れる働《はたら》きのことです。口《くち》から入《はい》った食《た》べ物《もの》は、どろどろに溶《と》かされた後《あと》、からだに必要《ひつよう》な水分《すいぶん》と栄養《えいよう》が吸収《きゅうしゅう》されます。その後《ご》、残《のこ》りかすがうんちになって出《で》てきます。

食《た》べ物《もの》を消化《しょうか》するためには、たくさんの作業《さぎょう》と時間《じかん》が必要《ひつよう》です。だから、消化管《しょうかかん》はとっても長《なが》～くできています。その長《なが》さは身長《しんちょう》の約《やく》5倍《ばい》。身長《しんちょう》１４０㎝なら、おなかの中《なか》になんと約《やく》７ｍの消化管《しょうかかん》がつまっています。

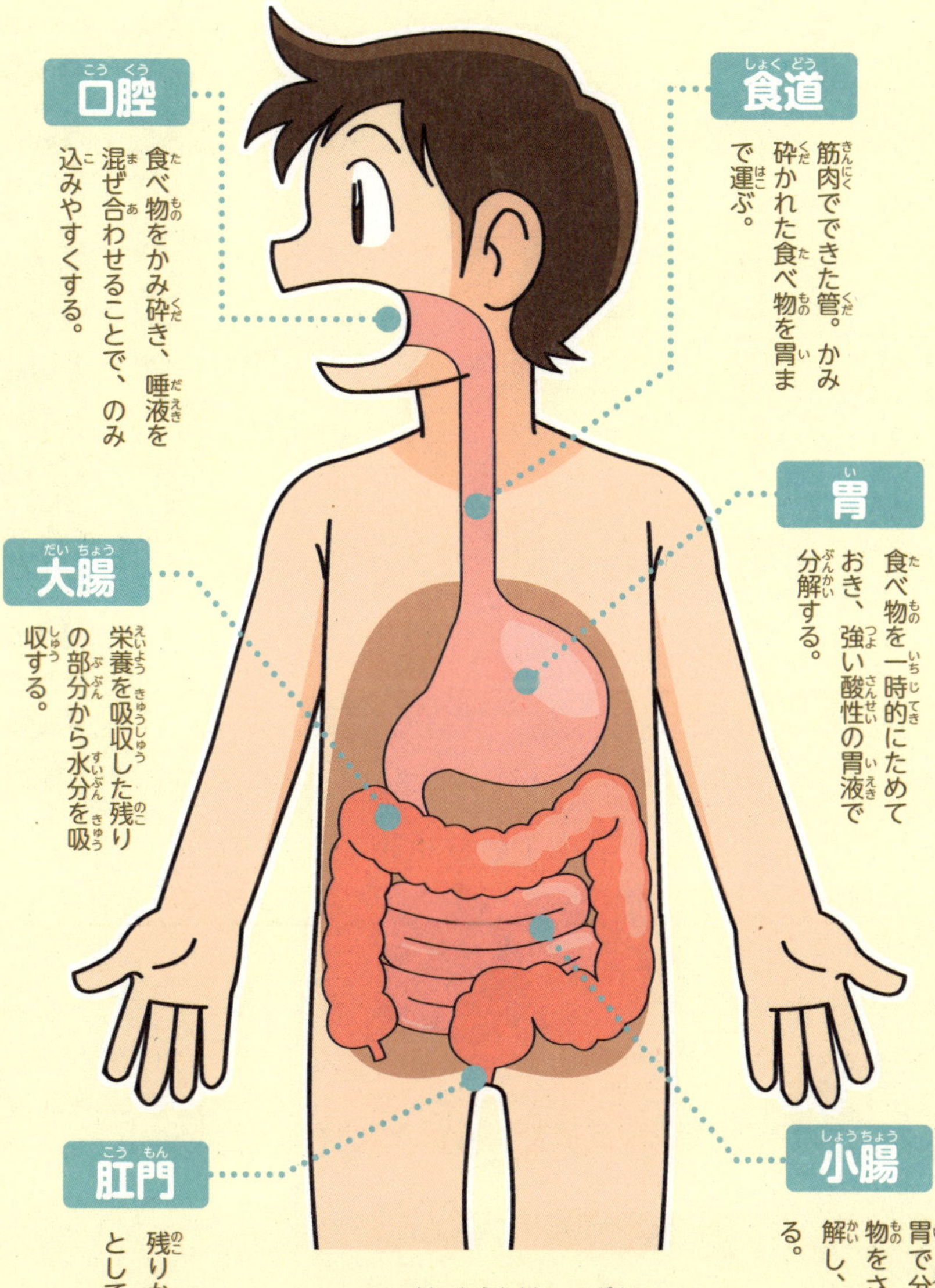

からだの中《なか》の消化管《しょうかかん》は、場所《ばしょ》によって、胃《い》、小腸《しょうちょう》、大腸《だいちょう》など、形《かたち》や機能《きのう》が分《わ》かれている。

「甘《あま》い物《もの》は別腹《べつばら》」は本当《ほんとう》だった！

ごはんを食《た》べた後《あと》、おなかいっぱいのはずなのに、なぜかケーキやアイスを食《た》べたくなることはないでしょうか。

こういうとき「甘《あま》い物《もの》は別腹《べつばら》だから」と言《い》ったりします。

じつは、別腹《べつばら》は本当《ほんとう》にあります。

ある実験《じっけん》で、おなかがいっぱいの人《ひと》に好物《こうぶつ》のケーキを見《み》せたとこ

見《み》た目《め》、におい、味《あじ》、食感《しょっかん》などにより脳《のう》にある「摂食中枢《せっしょくちゅうすう》」（おなかが空《す》いたと感《かん》じるスイッチ）が刺激《しげき》される。

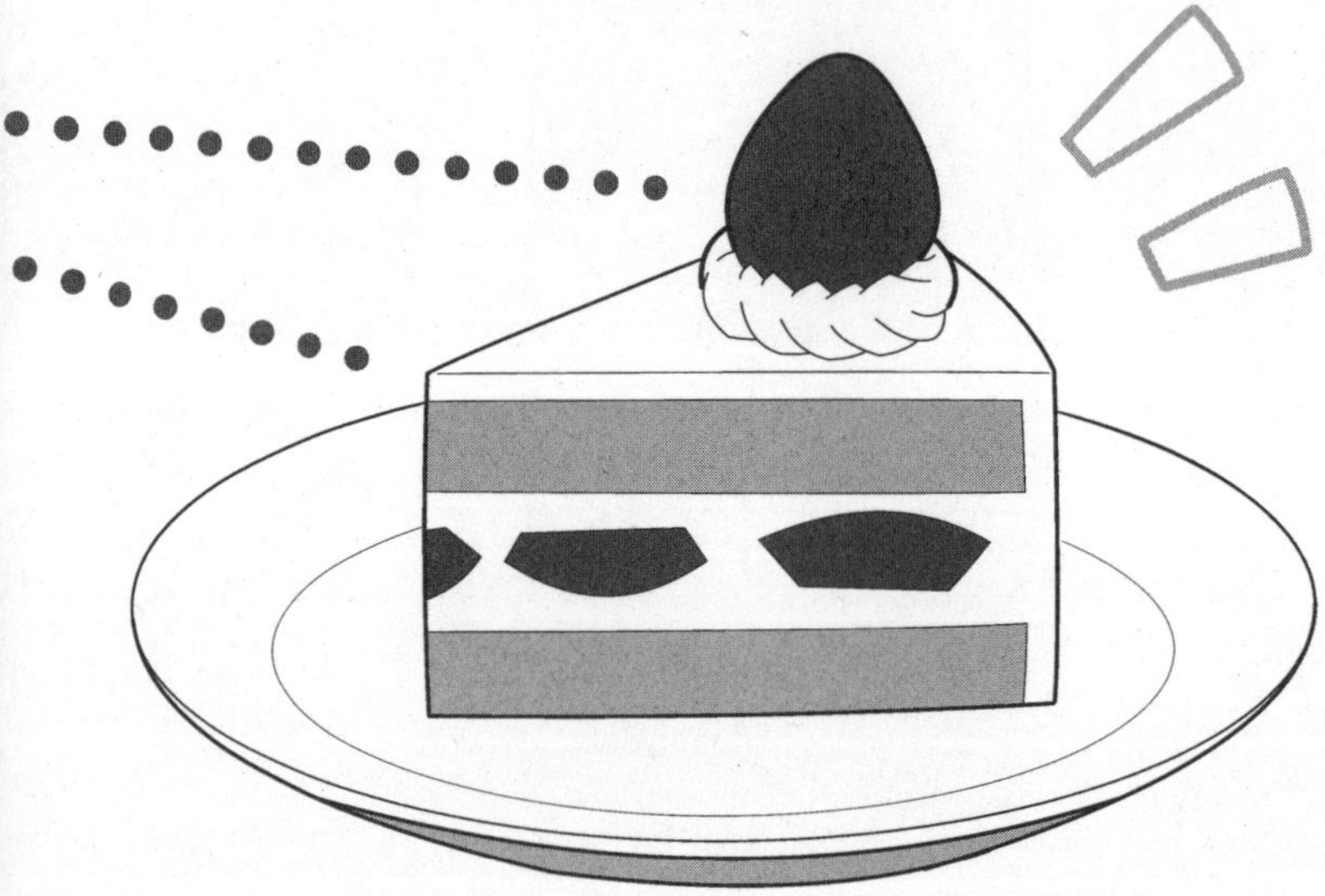

ろ、すぐに胃《い》が動《うご》き出《だ》しました。

さらにケーキを少《すこ》し食《た》べると、胃《い》につまっていた食《た》べ物《もの》が小腸《しょうちょう》に移《い》動《どう》し始《はじ》め、パンパンだった胃《い》に隙《すき》間《ま》ができたことが確認《かくにん》されました。これが「別腹《べつばら》」の正体《しょうたい》です。

ただし、甘《あま》い物《もの》なら必《かなら》ず別腹《べつばら》ができるわけではありません。

その人《ひと》が好《す》きな食《た》べ物《もの》であること、そして、しょっぱい物《もの》の後《あと》は甘《あま》い物《もの》というように、直前《ちょくぜん》に食《た》べていたものとは違《ちが》う味《あじ》のほうが、食欲《しょくよく》が刺激《しげき》されて別腹《べつばら》ができやすいそうです。

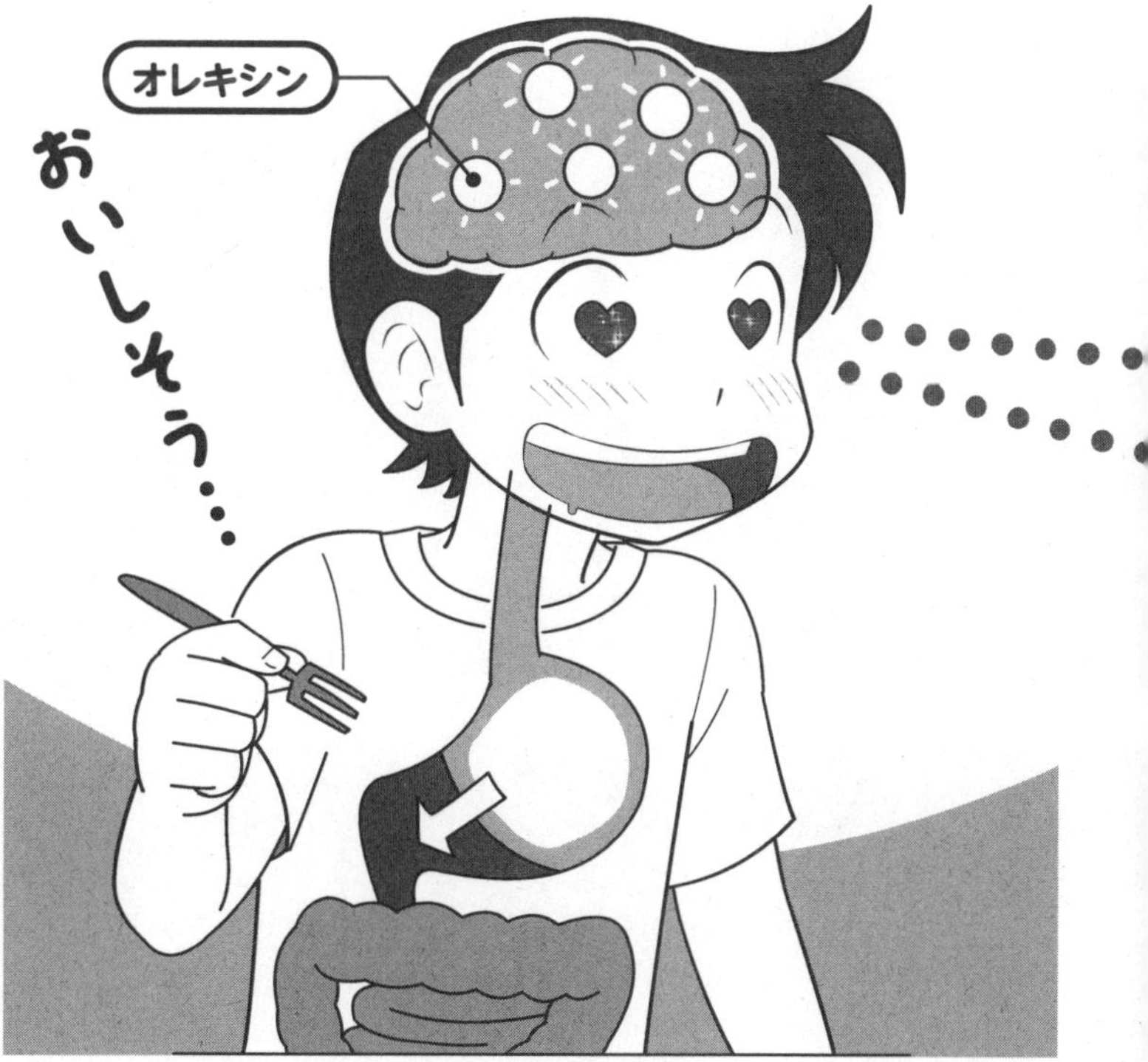

脳《のう》から消化《しょうか》を促《うなが》すホルモン（オレキシン）が出《で》て、胃《い》の中《なか》のものが小腸《しょうちょう》に送《おく》られ、別腹《べつばら》ができる。

肝臓《かんぞう》は半分以上《はんぶんいじょう》切《き》り取《と》っても元通《もとどお》りになる

人《ひと》のからだでいちばん大《おお》きな臓《ぞう》器《き》が「肝臓《かんぞう》」です。重《おも》さは体重《たいじゅう》の約《やく》50分《ぶん》の1。35kgの人《ひと》ならリンゴ2個分《こぶん》くらいの重《おも》さがあります。

肝臓《かんぞう》は「人体《じんたい》の化学工場《かがくこうじょう》」とも呼《よ》ばれています。「からだに必要《ひつよう》な栄養《えいよう》をためる」「からだに害《がい》のある物質《ぶっしつ》を分解《ぶんかい》して無害《むがい》にする」「胆汁《たんじゅう》という消化《しょうか》に必要《ひつよう》な液体《えきたい》をつくる」など、生《い》きるのに欠《か》かせない、とてもたくさんの働《はたら》きをしているからです。

「そんな肝臓《かんぞう》が少《すこ》しでも傷《きず》ついたら大変《たいへん》！」と思《おも》いますよね。でも、ご心配《しんぱい》なく。肝臓《かんぞう》は、とても高《たか》い再生能力《さいせいのうりょく》をもっています。

なんと4分《ぶん》の3を切《き》り取《と》られても、数《すう》か月後《げつご》には元《もと》の大《おお》きさに戻《もど》ることができます。こうした再生《さいせい》能力《のうりょく》がある臓器《ぞうき》は肝臓《かんぞう》だけです。

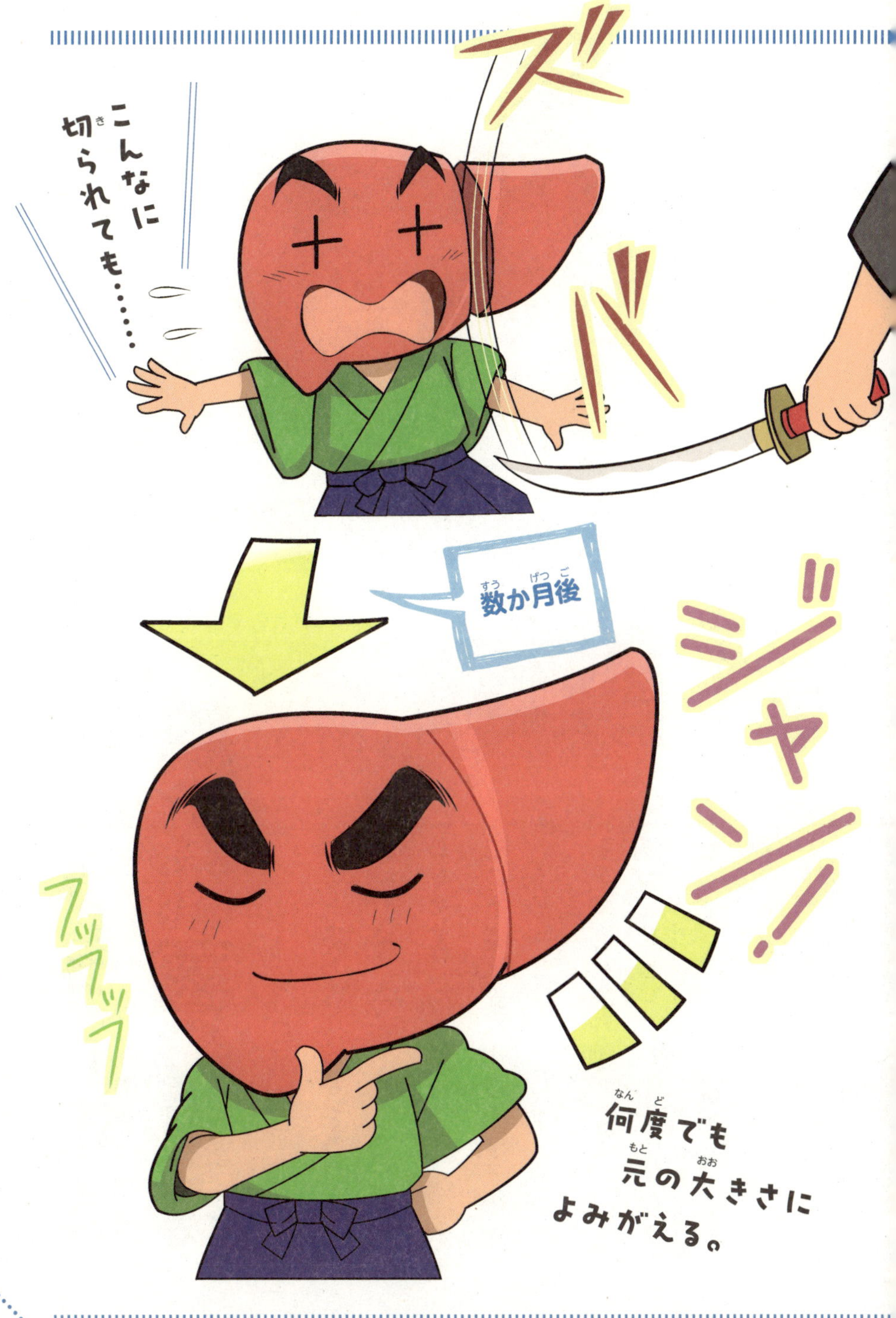
ズバ
こんなに切《き》られても……
数《すう》か月《げつ》後《ご》
ジャン！
フッフッフ
何度《なんど》でも元《もと》の大《おお》きさによみがえる。

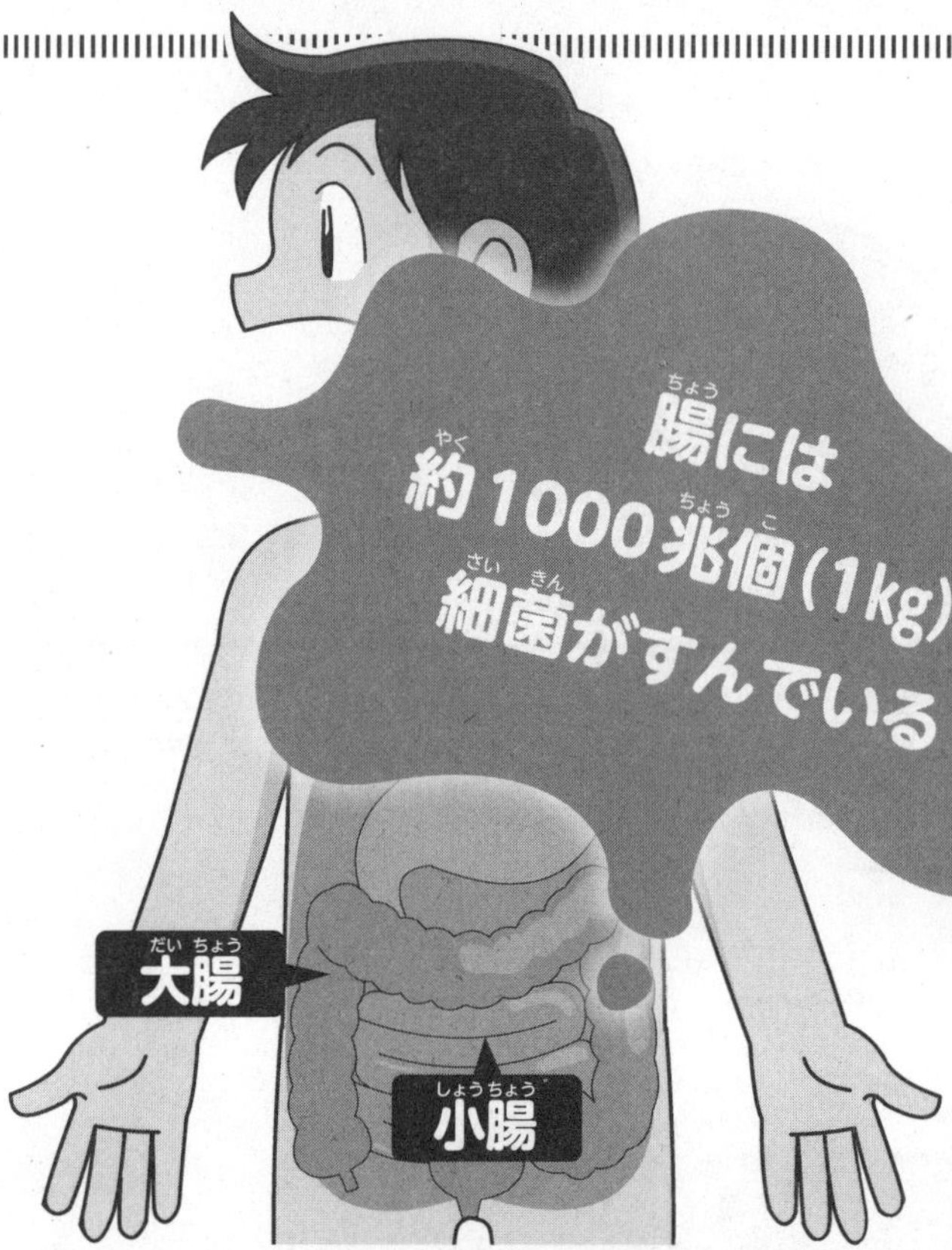
腸《ちょう》には
約《やく》1000兆《ちょう》個《こ》(1kg)の
細《さい》菌《きん》がすんでいる
大《だい》腸《ちょう》
小《しょう》腸《ちょう》

体《たい》重《じゅう》のうち1kgは腸《ちょう》の細《さい》菌《きん》の重《おも》さ

胃《い》でどろどろに溶《と》かされた食《た》べ物《もの》は、小腸《しょうちょう》、大腸《だいちょう》を通《とお》ってうんちになります。

このとき大切《たいせつ》な働《はたら》きをするのが「腸内細菌《ちょうないさいきん》」です。小腸《しょうちょう》と大腸《だいちょう》にいるとても小《ちい》さな菌《きん》のことで、その数《かず》はなんと、約《やく》1000兆個《ちょうこ》にもなります。大人《おとな》の体重《たいじゅう》のうち、1kgは腸内細菌《ちょうないさいきん》の重《おも》さだと考《かんが》えられています。

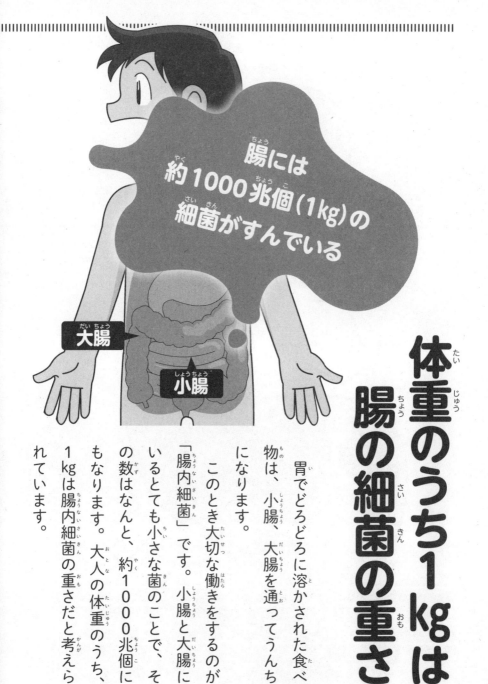

腸内細菌《ちょうないさいきん》の種類《しゅるい》

ビタミンをつくったり、消化吸収《しょうかきゅうしゅう》を助《たす》けたりする。病気《びょうき》に対《たい》する抵抗力《ていこうりょく》を上《あ》げる。

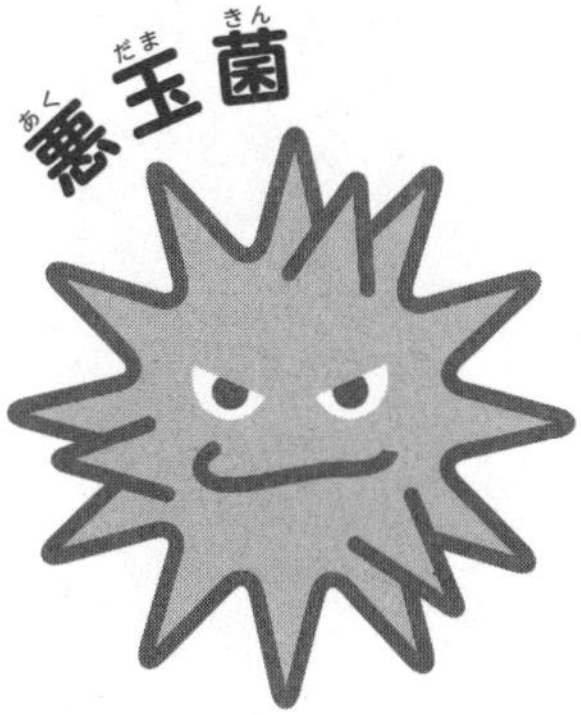

毒素《どくそ》やガスをつくる。これが増《ふ》えると、便秘《べんぴ》や下痢《げり》など、からだの調子《ちょうし》が悪《わる》くなる。

普段《ふだん》は悪《わる》さをしないが、からだが弱《よわ》ると悪《わる》い働《はたら》きをする。腸内細菌《ちょうないさいきん》の７割《わり》がこれ。

腸内細菌《ちょうないさいきん》にはたくさんの種類《しゅるい》があり、からだに良《よ》い働《はたら》きをする細《さい》菌《きん》もいれば、悪《わる》い働《はたら》きをする細菌《さいきん》もいます。健康《けんこう》な人《ひと》であれば、良《よ》い細菌《さいきん》のほうが数《かず》は多《おお》いです。悪《わる》い細菌《さいきん》が増《ふ》えると、体調《たいちょう》をくずすこともあります。

腸内細菌《ちょうないさいきん》のバランスは、食習慣《しょくしゅうかん》や睡眠時間《すいみんじかん》、ストレスなどによっても変《か》わります。かたよった食事《しょくじ》を続《つづ》けたり、ストレス状態《じょうたい》が続《つづ》いたりすると、悪《わる》い細菌《さいきん》が増《ふ》えてゆううつな気分《きぶん》になりやすくなるなど、脳《のう》と腸《ちょう》は深《ふか》い結《むす》びつきがあるのです。

人間《にんげん》の心臓《しんぞう》は一生《いっしょう》で約《やく》30億《おく》回《かい》動《うご》く

左胸《ひだりむね》に手《て》を当《あ》てると、ドクンッドクンッと、心臓《しんぞう》が動《うご》いているのがわかります。

このような動《うご》きをするのは、心《しん》臓《ぞう》がポンプのような役目《やくめ》を果《は》たしているからです。心臓《しんぞう》にある部屋《へや》に血液《けつえき》が入《はい》ってくると、心臓《しんぞう》はギュッと勢《いきお》いよく縮《ちぢ》んで、全身《ぜんしん》に血液《けつえき》を送《おく》り出《だ》します。この瞬間《しゅんかん》に、ドクンッと音《おと》がするのです。

心臓《しんぞう》は、生《う》まれた瞬間《しゅんかん》から一生《いっしょう》休《やす》むことがありません。健康《けんこう》な人《ひと》の場合《ばあい》、1分間《ぷんかん》に70回前後《かいぜんご》、一生《いっしょう》（80～85年《ねん》）だと、約《やく》30億回《おくかい》もドクンッと動《うご》いています。

ちなみに心臓《しんぞう》の動《うご》きは、小《ちい》さな生《い》き物《もの》ほど速《はや》くなり、大《おお》きな生《い》き物《もの》ほど遅《おそ》くなる傾向《けいこう》があります。

心臓《しんぞう》いろいろナンバー 1

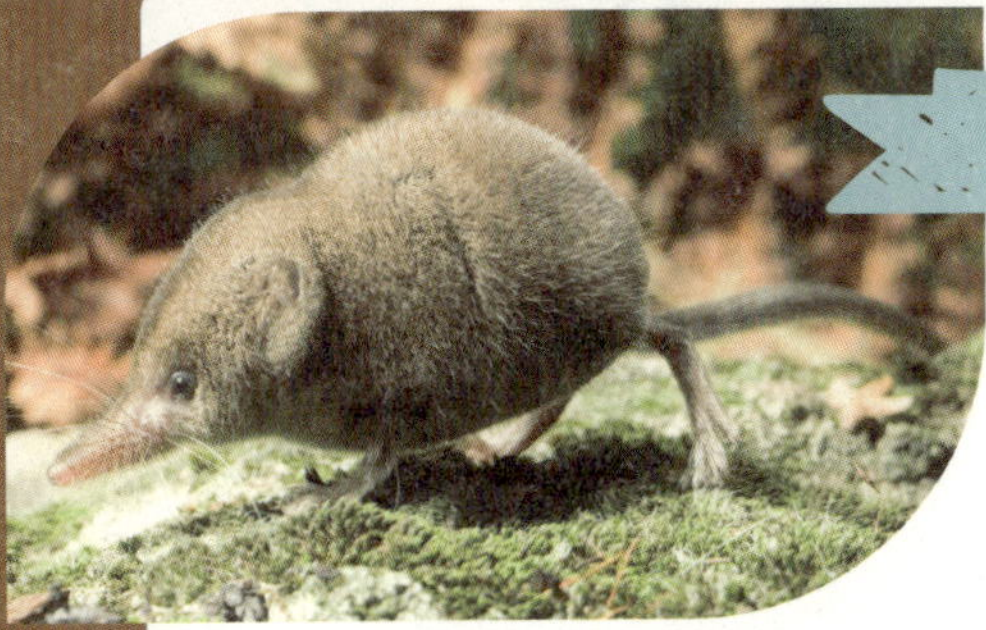

速《はや》さ部門《ぶもん》

ヨーロッパヒメトガリネズミ

1分間《ぷんかん》に1200回《かい》も心臓《しんぞう》を動《うご》かしている。寿命《じゅみょう》は1年数《ねんすう》か月《げつ》ほどしかない。

重《おも》さ部門《ぶもん》

シロナガスクジラ

地球上《ちきゅうじょう》でいちばん大《おお》きな動《どう》物《ぶつ》。心臓《しんぞう》もいちばん大《おお》きく、なんと180kg（人間《にんげん》の約《やく》700倍《ばい》）もある。

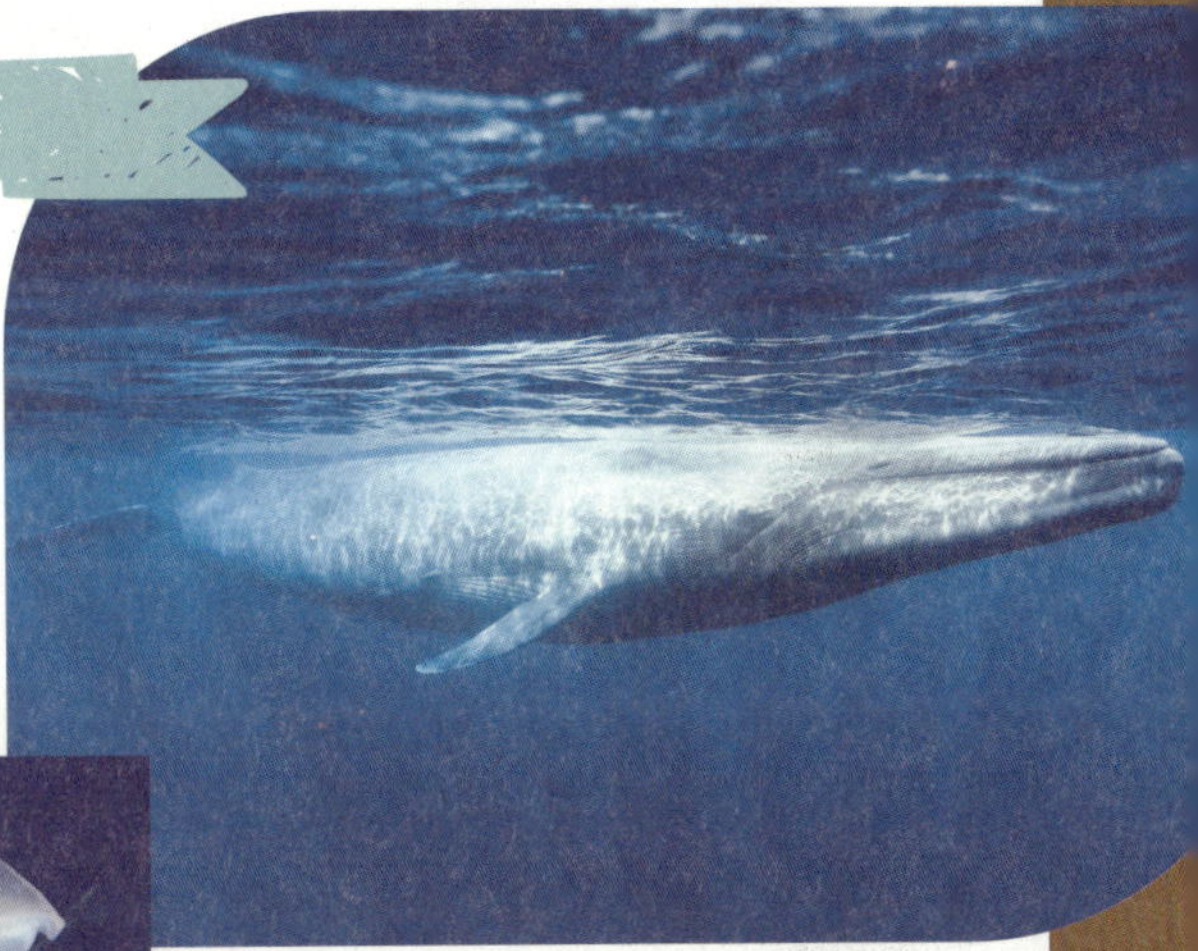

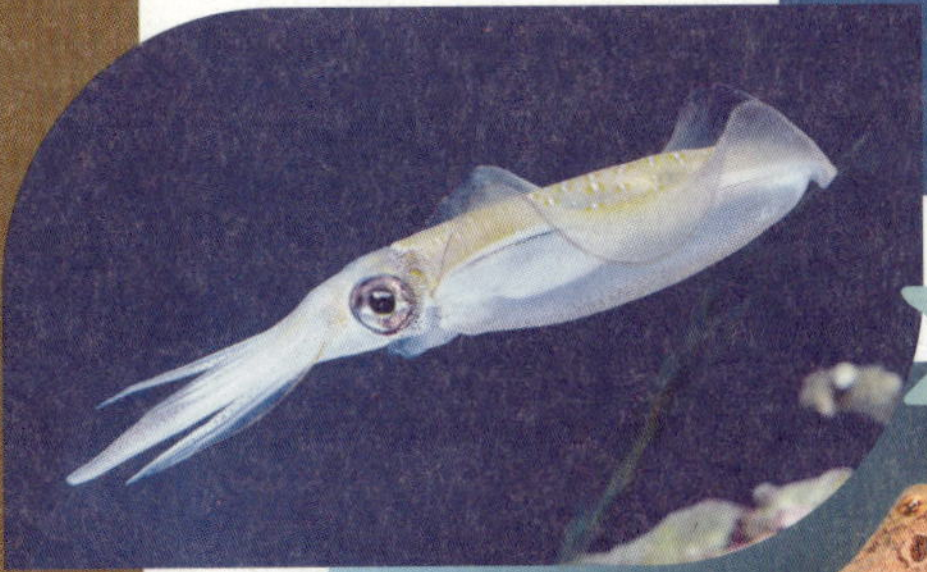

数《かず》の多《おお》さ部門《ぶもん》

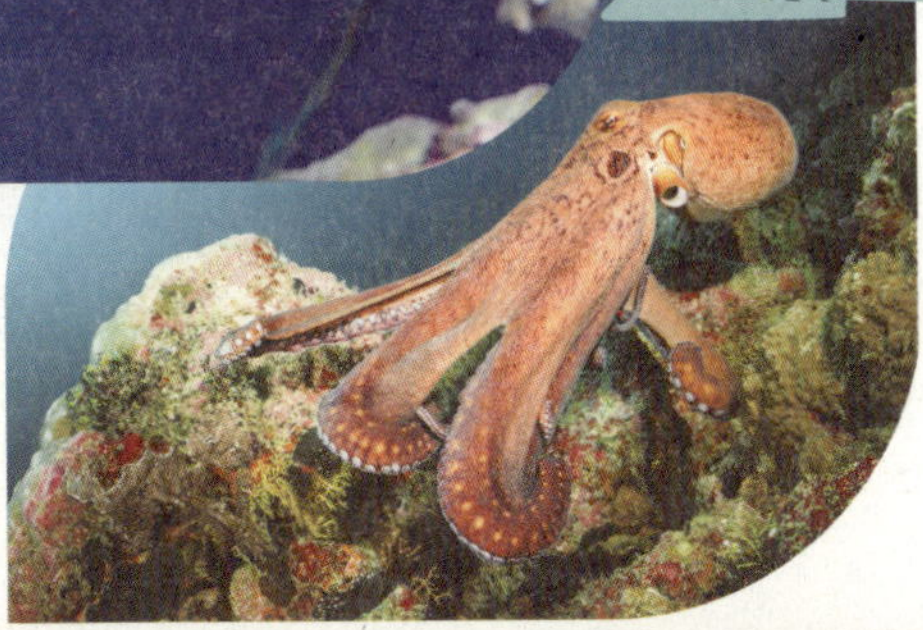

イカ &《アンド》 タコ

全身《ぜんしん》に血液《けつえき》を送《おく》る心臓《しんぞう》のほかに、エラに血液《けつえき》を送《おく》る心臓《しんぞう》が2つあるので、合計《ごうけい》3つも心臓《しんぞう》がある。

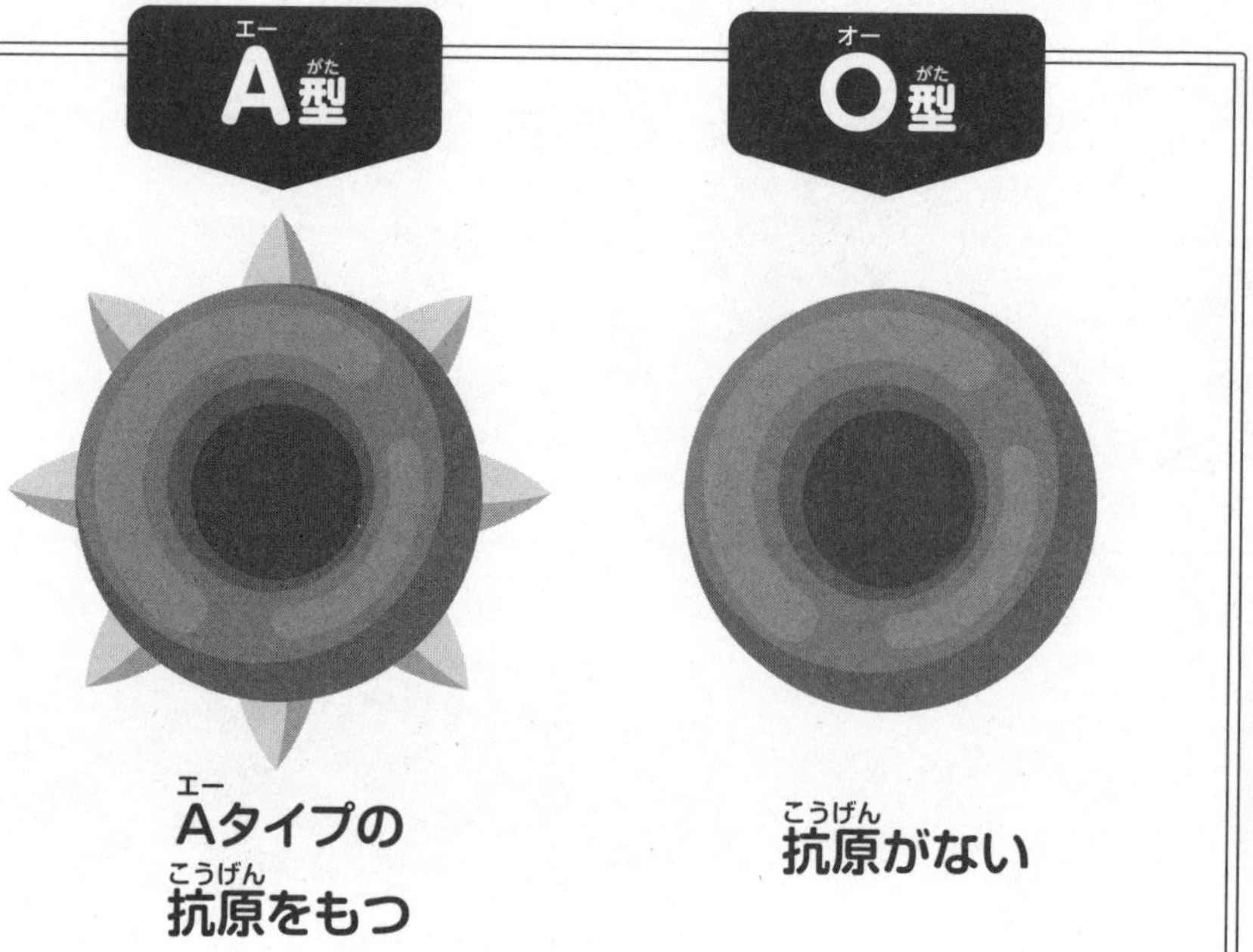

血液型《けつえきがた》は赤血球《せっけっきゅう》の表面《ひょうめん》の物質《ぶっしつ》で決《き》まる

私《わたし》たちの血《ち》が真《ま》っ赤《か》なのは、なぜでしょうか。それは血《ち》の中《なか》に、赤血球《せっけっきゅう》という赤《あか》い球《たま》のような物体《ぶったい》が大量《たいりょう》にふくまれているからです。

赤血球《せっけっきゅう》は、血管《けっかん》の中《なか》を流《なが》れて、全身《ぜんしん》に酸素《さんそ》を届《とど》けています。この酸素《さんそ》のおかげで、細胞《さいぼう》は栄養《えいよう》からエネルギー（熱《ねつ》）をつくることがで

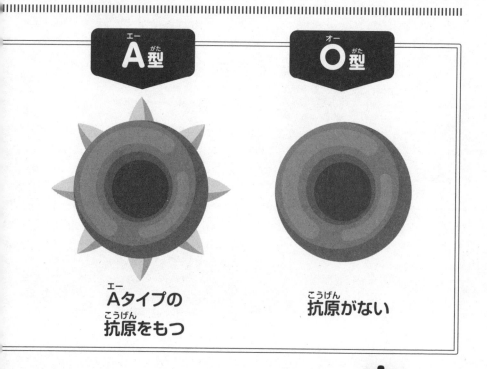

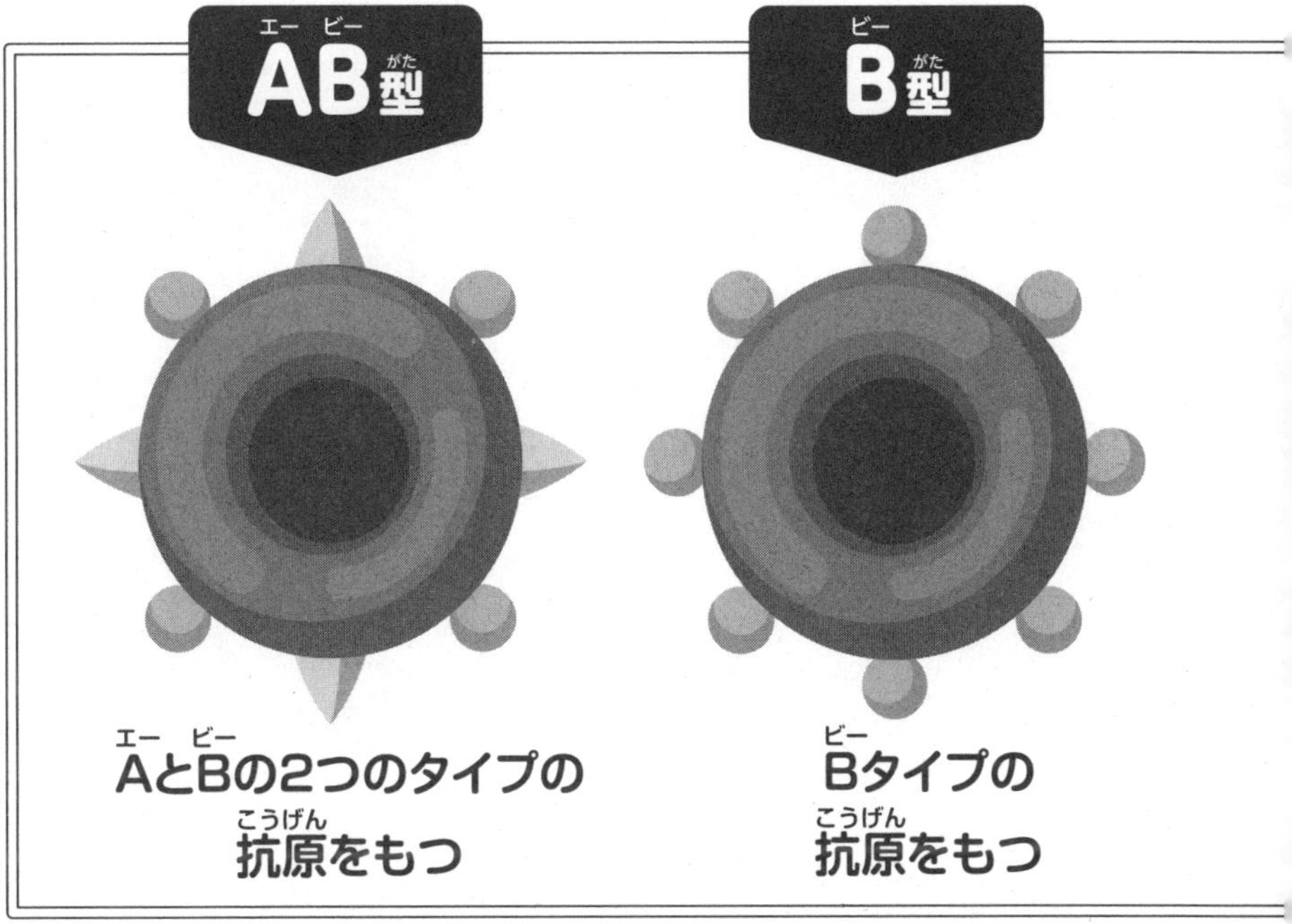

きるのです。

赤血球《せっけっきゅう》の表面《ひょうめん》の物質《ぶっしつ》は、すべて同《おな》じではありません。表面《ひょうめん》をよく見《み》ると、鎖《くさり》のようなものが生《は》えています。その鎖《くさり》の先《さき》についている物質《ぶっしつ》である抗原《こうげん》の形《かたち》が、人《ひと》によって違《ちが》っているのです。

じつは血液型《けつえきがた》というのは、この抗原《こうげん》のタイプを示《しめ》しています。A《エー》型《がた》はA《エー》タイプの抗原《こうげん》を、B《ビー》型《がた》はB《ビー》タイプの抗原《こうげん》をもっています。そしてAB《エービー》型《がた》はA《エー》とB《ビー》2つの抗原《こうげん》をもっており、O《オー》型《がた》には抗原《こうげん》がありません。だから血液型《けつえきがた》は、4種類《しゅるい》に分《わ》けられるのです。

血液《けつえき》はたった1分《ぷん》で全身《ぜんしん》をめぐる

人間《にんげん》のからだには、すみずみにまで血管《けっかん》がはりめぐらされています。とても細《ほそ》い毛細血管《もうさいけっかん》まで、全《すべ》ての血管《けっかん》を1本《ぽん》につなげると、その長《なが》さは6000㎞。なんと日本《にほん》列島《れっとう》の2倍《ばい》もの長《なが》さになります。

この血管《けっかん》の中《なか》を流《なが》れているのが、血液《けつえき》です。血液《けつえき》はからだの中《なか》をぐるぐると回《まわ》り続《つづ》けることで、活動《かつどう》するために必要《ひつよう》な栄養《えいよう》や酸素《さんそ》を全《ぜん》身《しん》に届《とど》けています。

大人《おとな》の場合《ばあい》、からだの中《なか》には5ℓ前後《ぜんご》（大《おお》きな牛乳《ぎゅうにゅう》パック5本分《ほんぶん》）の血《けつ》液《えき》が流《なが》れています。そして心臓《しんぞう》は、1分間《ぷんかん》に約《やく》5ℓの血液《けつえき》をからだに送《おく》り出《だ》しています。

つまり心臓《しんぞう》から出発《しゅっぱつ》した血液《けつえき》は、とても長《なが》い血管《けっかん》をめぐって、たった1分《ぷん》で心臓《しんぞう》に戻《もど》ってくるのです。

心臓《しんぞう》が血液《けつえき》を送《おく》り出《だ》す力《ちから》はとても強《つよ》く、1回《かい》の動《うご》きで9m以上《いじょう》血《けつ》液《えき》を流《なが》すことができるともいわれています。

古《ふる》くなった血液《けつえき》は心臓《しんぞう》から肺《はい》に送《おく》られる。その後《ご》、酸素《さんそ》をたくさん取《と》り込《こ》んだ新《あたら》しい血液《けつえき》が、心臓《しんぞう》に送《おく》られ、全身《ぜんしん》をめぐる。

心臓《しんぞう》には全身《ぜんしん》をめぐって古《ふる》くなった血液《けつえき》が戻《もど》ってくる。

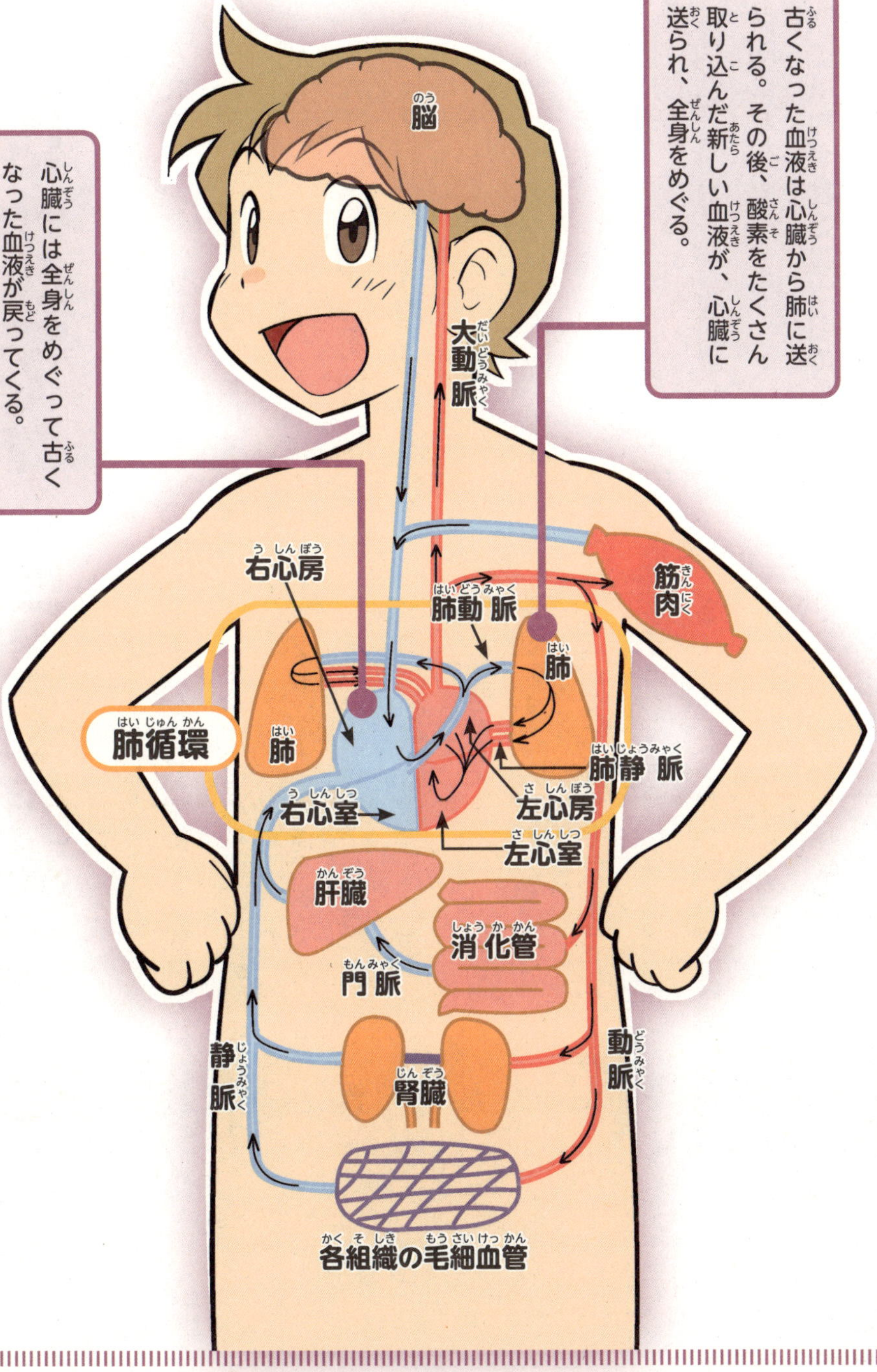

人《ひと》は一生《いっしょう》で7億《おく》回《かい》も呼吸《こきゅう》する

私《わたし》たちは、起《お》きているときも寝《ね》ているときも、ずっと呼吸《こきゅう》をしています。

人《ひと》が1日《にち》にする呼吸《こきゅう》の回数《かいすう》は、約《やく》2万《まん》～2万《まん》5000回《かい》とされています。1日《にち》に吸《す》う空気《くうき》の量《りょう》は、およそバスタブ70杯分《ばいぶん》（1万《まん》4000ℓ）にもなります。

仮《かり》に80歳《さい》まで生《い》きた場合《ばあい》、一生《いっしょう》のうちに行《おこな》う呼吸《こきゅう》の回数《かいすう》は、なんと7億回《おくかい》にもなるのです。

ではなぜ息《いき》を吸《す》うのでしょうか。

それは、空気中《くうきちゅう》にある酸素《さんそ》という気《き》体《たい》をからだに取《と》り込《こ》むためです。

人《ひと》は、食《た》べ物《もの》を食《た》べるだけでは生《い》きていけません。からだの中《なか》で、食《た》べ物《もの》の栄養《えいよう》を燃《も》やしてエネルギー（熱《ねつ》）を生《う》むことで、はじめてからだを動《うご》かすことができます。

この栄養《えいよう》を燃《も》やすときに欠《か》かせないのが酸素《さんそ》です。そして、燃《も》やすときにできたいらない二酸化炭素《にさんかたんそ》をからだの外《そと》に出《だ》すために、息《いき》を吐《は》く。

このくり返《かえ》しが呼吸《こきゅう》です。

吸《す》うときの成分《せいぶん》

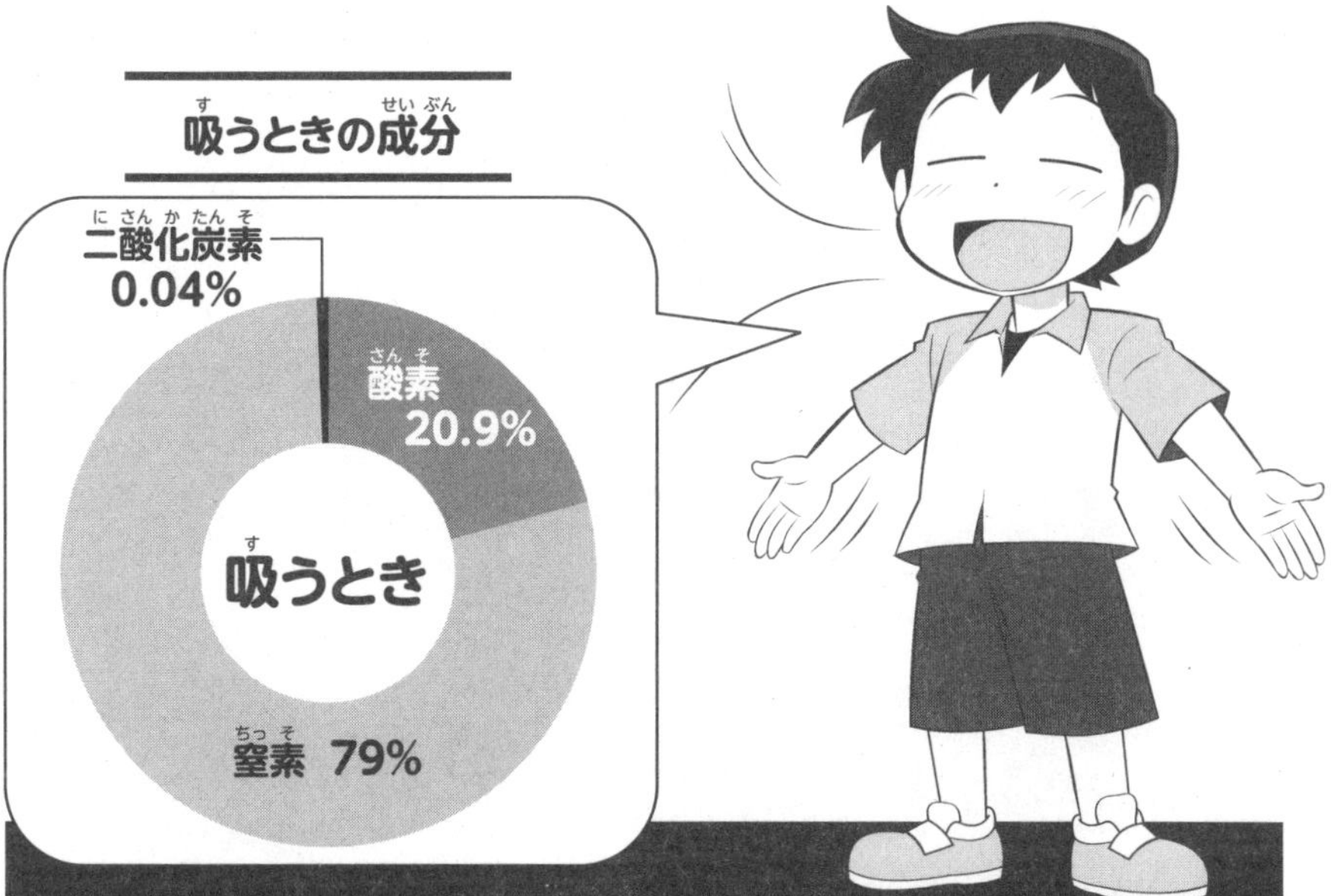

吸《す》うときにふくまれる二酸化炭素《にさんかたんそ》は0.04%しかない

吐《は》くときの成分《せいぶん》

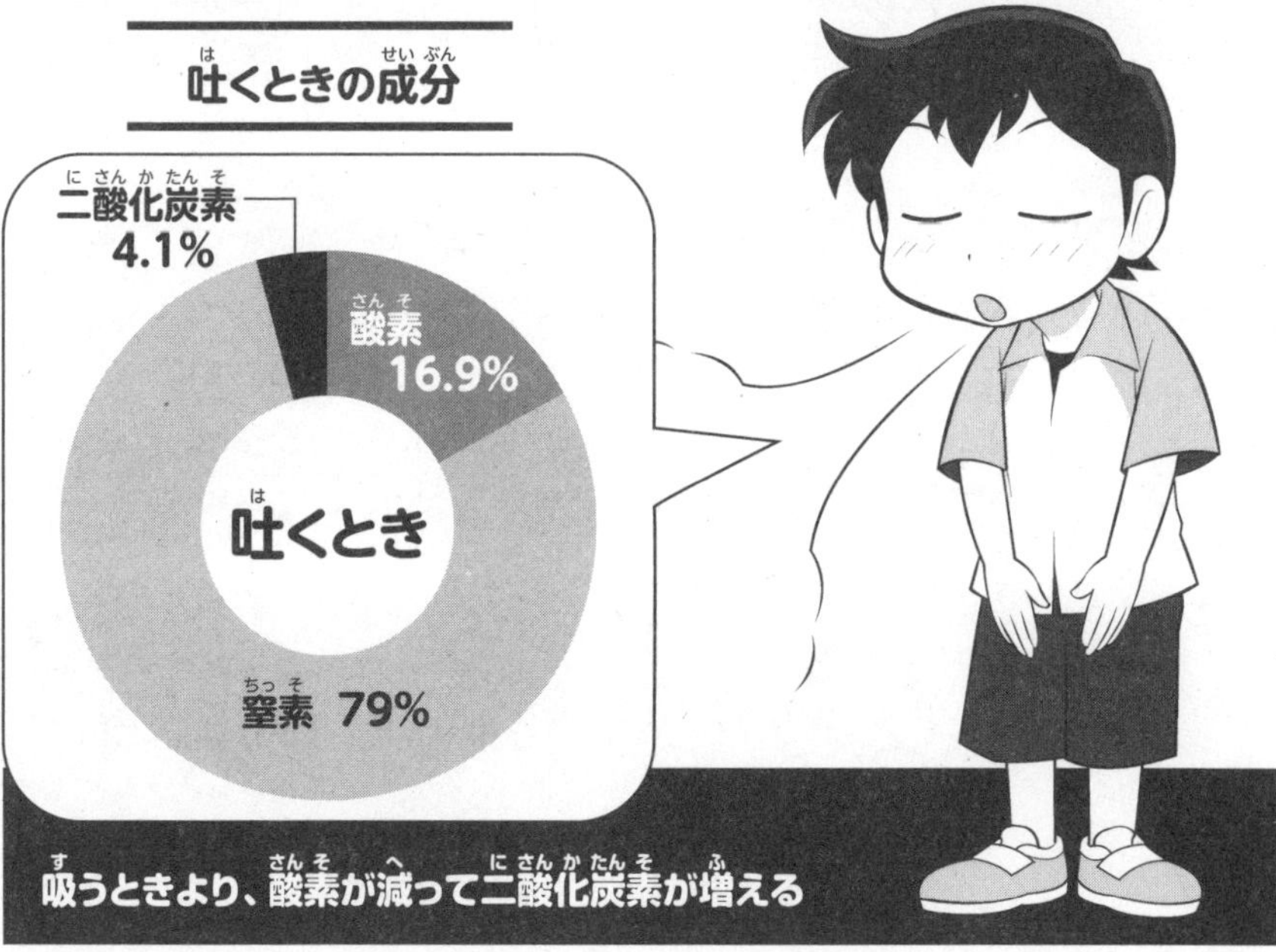

吸《す》うときより、酸素《さんそ》が減《へ》って二酸化炭素《にさんかたんそ》が増《ふ》える

からだのどんな部分《ぶぶん》にも変化《へんか》できる細胞《さいぼう》がある

細胞《さいぼう》とは、からだを作《つく》る小《ちい》さなブロックのようなものです。私《わたし》たちのからだは、約《やく》37兆個《ちょうこ》もの細胞《さいぼう》によってできています。細胞《さいぼう》がたくさん集《あつ》まって、骨《ほね》、皮《ひ》ふ、臓器《ぞうき》、脳《のう》、神《しん》経《けい》、血液《けつえき》など、からだのいろいろな部分《ぶぶん》ができています。

じつは私《わたし》たちのからだは、最初《さいしょ》はたった1個《こ》の細胞《さいぼう》にすぎません。

それが2個《こ》、4個《こ》、8個《こ》と増《ふ》えていくにつれて、脳《のう》、内臓《ないぞう》、骨《ほね》など、形《かたち》や機能《きのう》が分《わ》かれていきます。そして一度《いちど》形《かたち》や機能《きのう》が決《き》まった細胞《さいぼう》は、元《もと》に戻《もど》ることはできません。

ところが最新《さいしん》の研究《けんきゅう》では、形《かたち》や機《き》能《のう》が決《き》まる前《まえ》の状態《じょうたい》の細胞《さいぼう》を作《つく》る方《ほう》法《ほう》が発見《はっけん》されました。そのひとつが「iPS細胞《アイピーエスさいぼう》」です。この技術《ぎじゅつ》を使《つか》えば、将来《しょうらい》はからだのあらゆる部分《ぶぶん》が再生《さいせい》できるかもしれません。

人《ひと》の皮《ひ》ふや血液《けつえき》から細胞《さいぼう》をとり、細胞《さいぼう》を初期《しょき》化《か》する遺伝子《いでんし》を加《くわ》えて、増《ふ》やす（培養《ばいよう》する）。

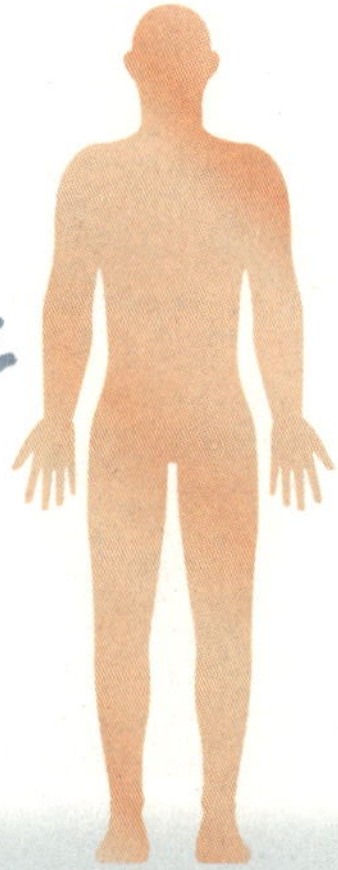

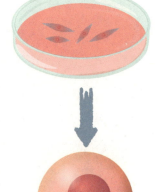

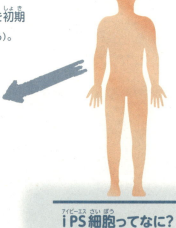

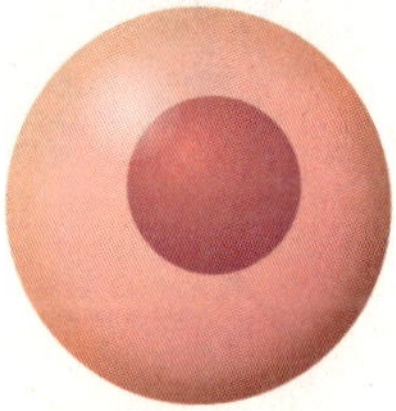

さまざまな組織《そしき》や臓器《ぞうき》に変化《へんか》するｉＰＳ《アイピーエス》細胞《さいぼう》ができる。

iPS《アイピーエス》細胞《さいぼう》ってなに？

人工的《じんこうてき》に作《つく》られた、からだのあらゆる組織《そしき》に変化《へんか》することができる細胞《さいぼう》のこと。京都大学《きょうとだいがく》の山中伸弥《やまなかしんや》教授《きょうじゅ》のグループが世界《せかい》で初《はじ》めて人工的《じんこうてき》に作《つく》り出《だ》すことに成功《せいこう》し、2012年《ねん》にノーベル賞《しょう》を受賞《じゅしょう》した。

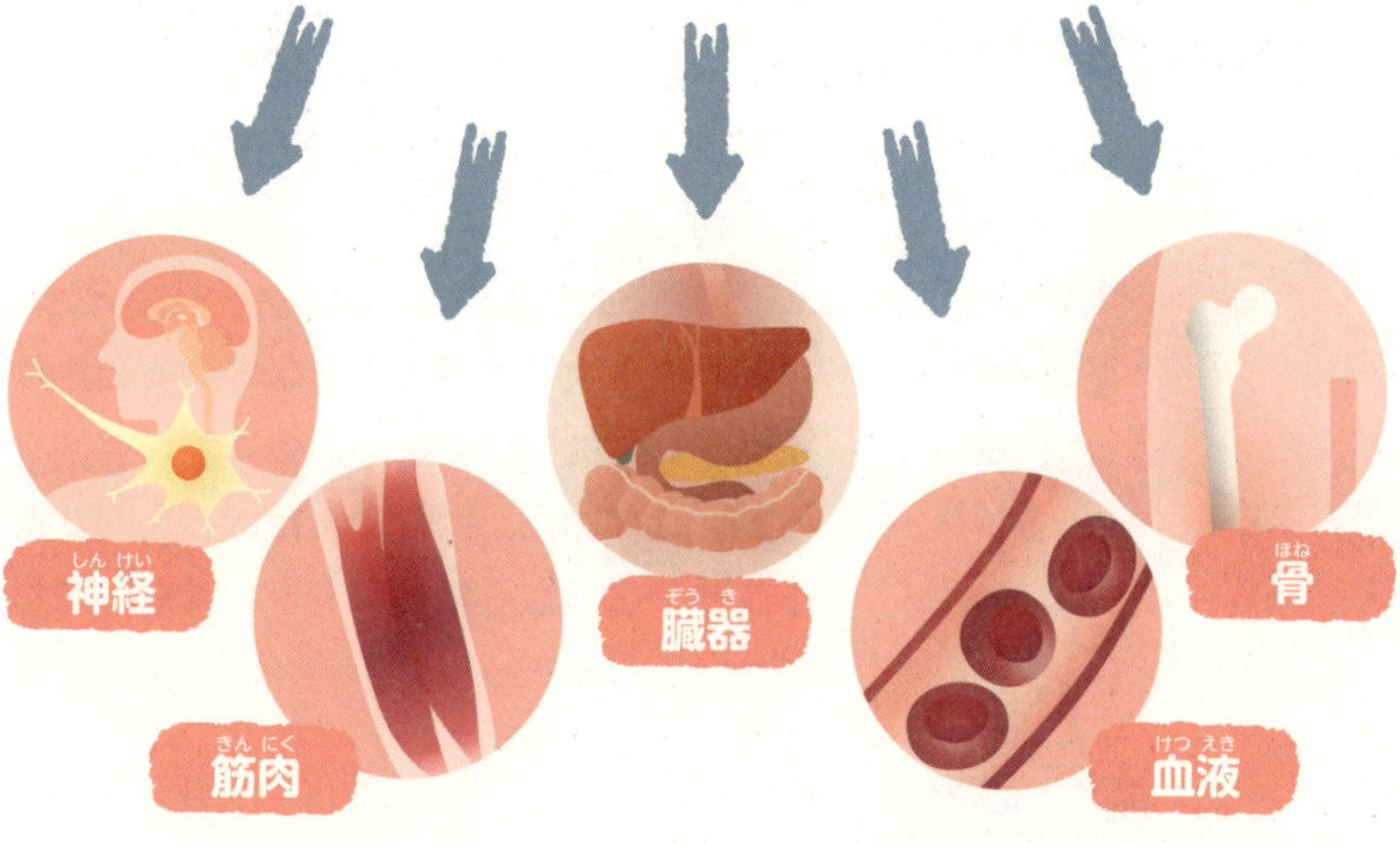

みんなはできる？

からだの側面《そくめん》を壁《かべ》につけて反対側《はんたいがわ》の足《あし》を上《あ》げることはできる？

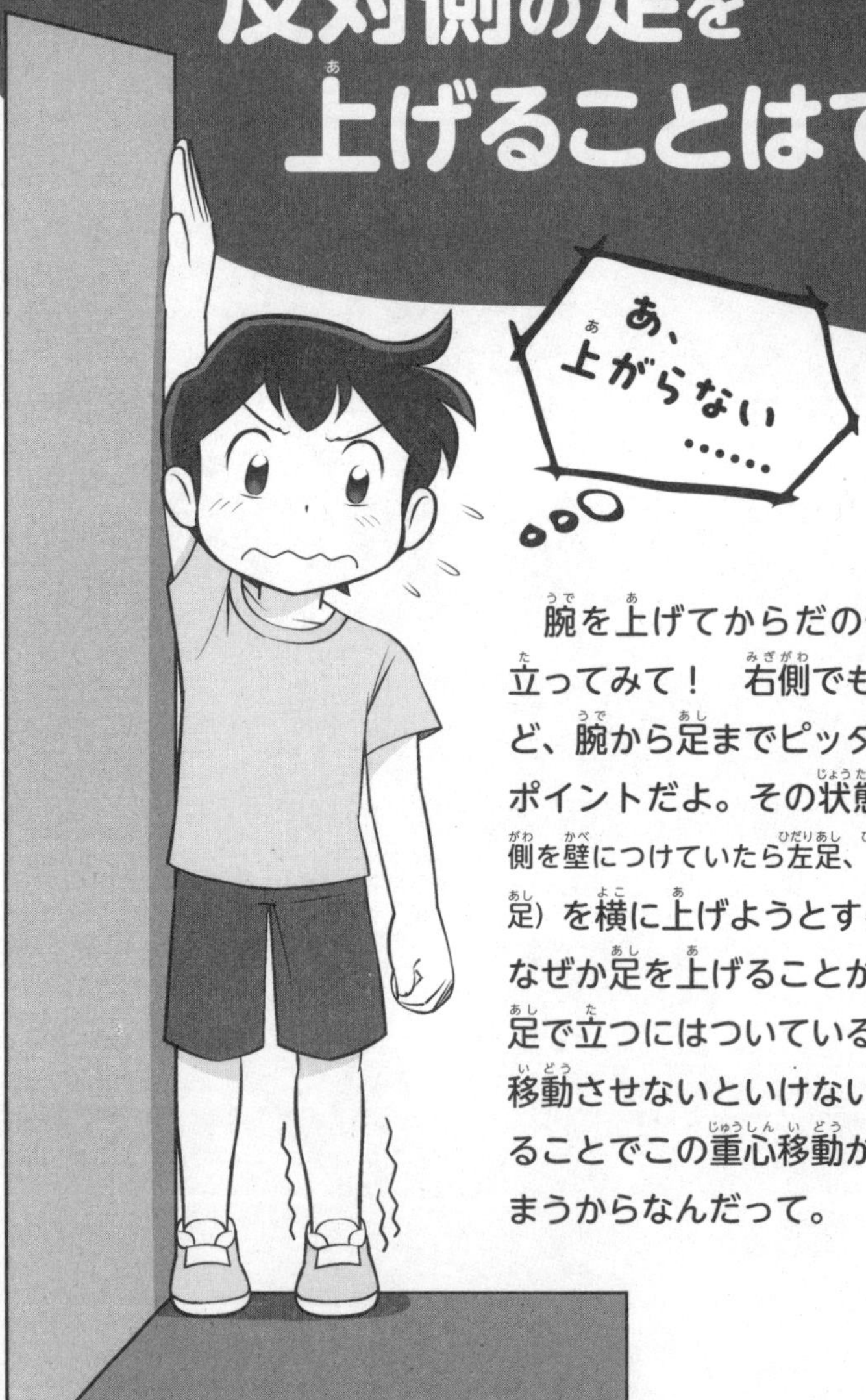

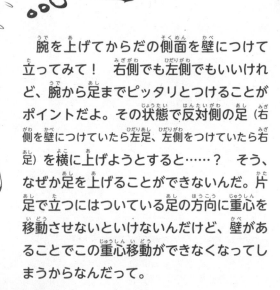

腕《うで》を上《あ》げてからだの側面《そくめん》を壁《かべ》につけて立《た》ってみて！　右側《みぎがわ》でも左側《ひだりがわ》でもいいけれど、腕《うで》から足《あし》までピッタリとつけることがポイントだよ。その状態《じょうたい》で反対側《はんたいがわ》の足《あし》（右《みぎ》側《がわ》を壁《かべ》につけていたら左足《ひだりあし》、左側《ひだりがわ》をつけていたら右《みぎ》足《あし》）を横《よこ》に上《あ》げようとすると……？　そう、なぜか足《あし》を上《あ》げることができないんだ。片《かた》足《あし》で立《た》つにはついている足《あし》の方向《ほうこう》に重心《じゅうしん》を移動《いどう》させないといけないんだけど、壁《かべ》があることでこの重心移動《じゅうしんいどう》ができなくなってしまうからなんだって。

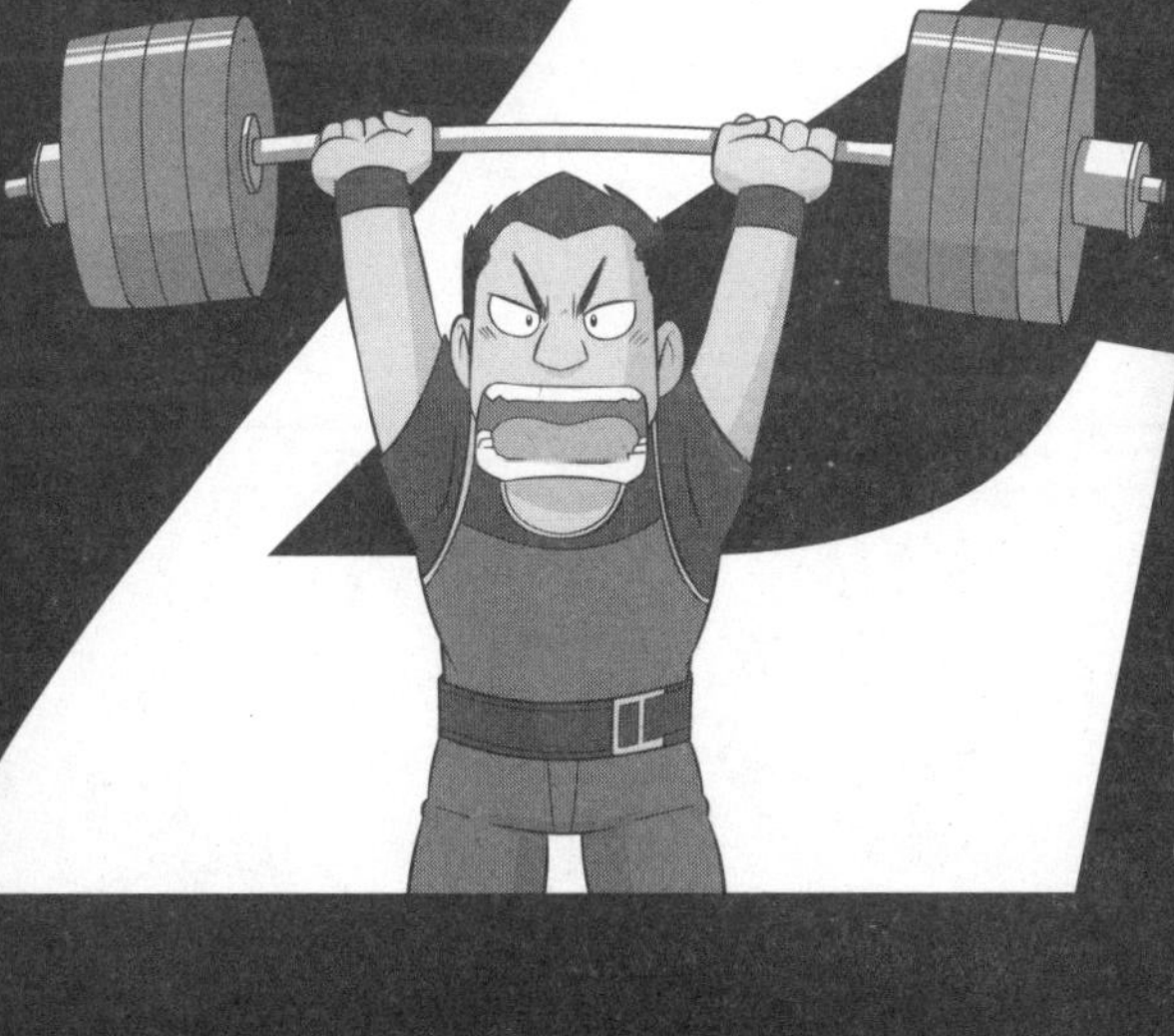

2章《しょう》

あした話《はな》したくなる
骨《ほね》や筋《きん》肉《にく》のふしぎ

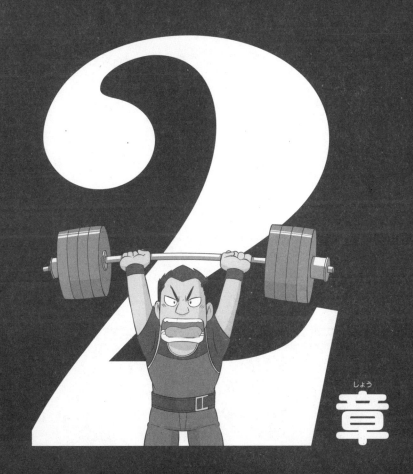

「骨《ほね》」や「筋肉《きんにく》」のすごいはたらき

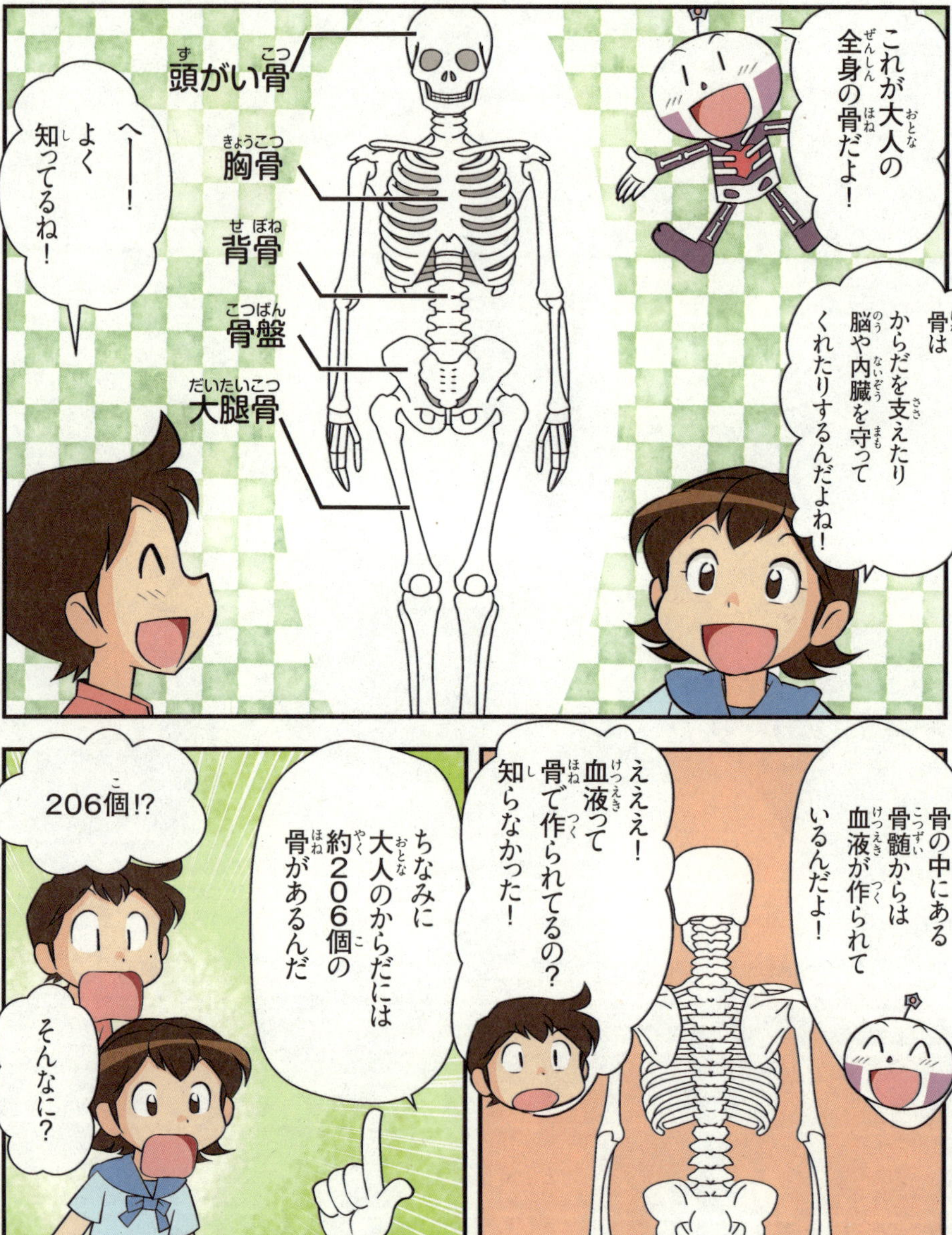

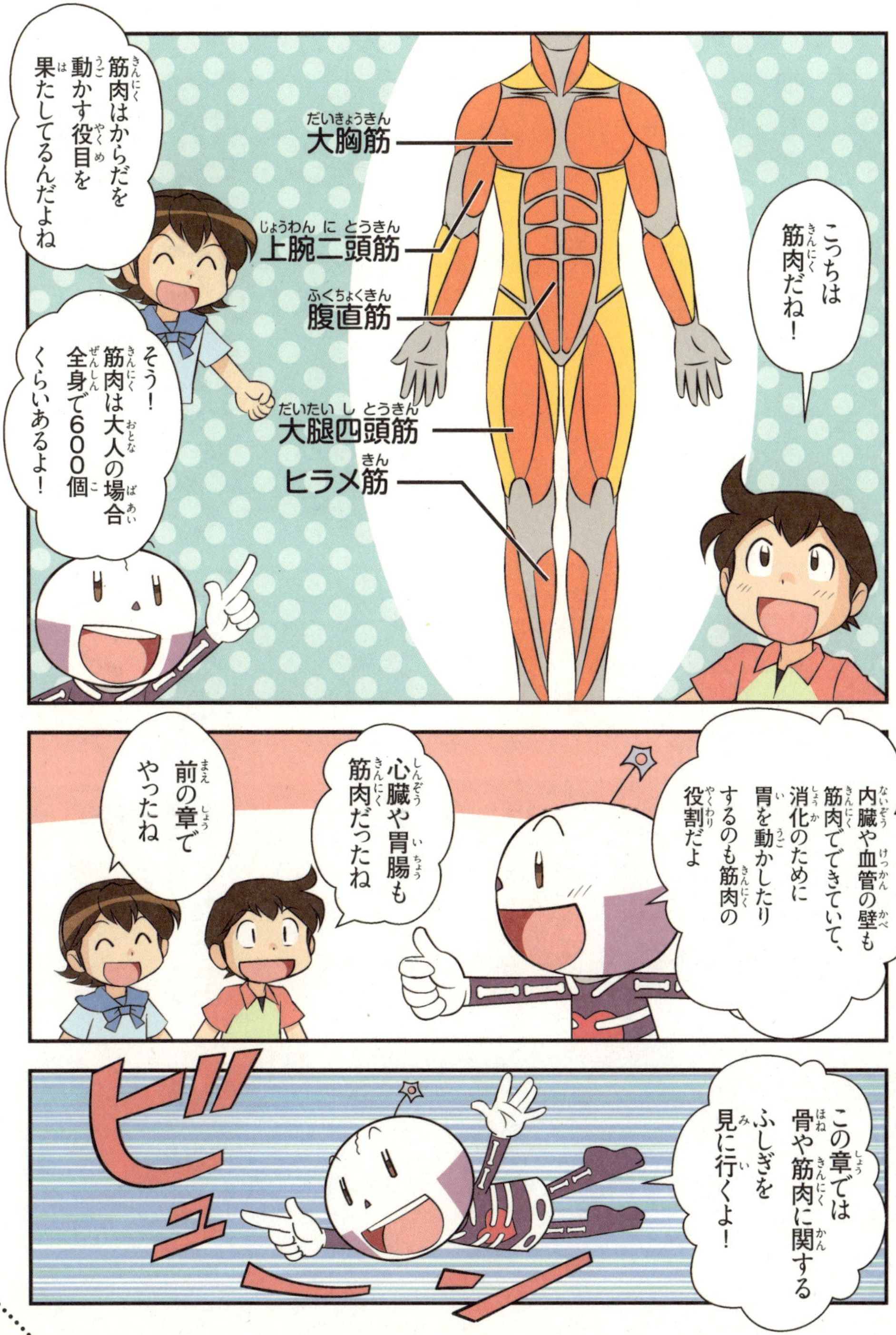

こっちは筋肉《きんにく》だね！
大胸筋《だいきょうきん》
上腕二頭筋《じょうわんにとうきん》
腹直筋《ふくちょくきん》
大腿四頭筋《だいたいしとうきん》
ヒラメ筋《きん》
筋肉《きんにく》はからだを動《うご》かす役目《やくめ》を果《は》たしてるんだよね
そう！筋肉《きんにく》は大人《おとな》の場合《ばあい》全身《ぜんしん》で600個《こ》くらいあるよ！
内臓《ないぞう》や血管《けっかん》の壁《かべ》も筋肉《きんにく》でできていて、消化《しょうか》のために胃《い》を動《うご》かしたりするのも筋肉《きんにく》の役割《やくわり》だよ
心臓《しんぞう》や胃腸《いちょう》も筋肉《きんにく》だったね
前《まえ》の章《しょう》でやったね
この章《しょう》では骨《ほね》や筋肉《きんにく》に関《かん》するふしぎを見《み》に行《い》くよ！
ビューン

動《うご》かそうとしなくても勝手《かって》に動《うご》いている筋肉《きんにく》がある

動《うご》かそうと思《おも》って動《うご》かすのが筋《きん》肉《にく》。そう思《おも》っている人《ひと》も多《おお》いのではないでしょうか。しかし、からだには自分《じぶん》で勝手《かって》に動《うご》いている筋《きん》肉《にく》があります。これを「不随意《ふずいい》筋《きん》」といいます。

不随意筋《ふずいいきん》は2つに分《わ》かれます。心臓《しんぞう》を動《うご》かす「心筋《しんきん》」と胃《い》や腸《ちょう》、血管《けっかん》などを動《うご》かす「平滑筋《へいかつきん》」です。どちらも自律神経《じりつしんけい》（体温《たいおん》の調整《ちょうせい》や呼吸《こきゅう》など、生《い》きる上《うえ》で欠《か》かせないさまざまな生命活動《せいめいかつどう》を司《つかさど》る神経《しんけい》）でコントロールされています。

対《たい》して、手《て》や足《あし》などにある自分《じぶん》の意思《いし》で動《うご》かすことができる筋肉《きんにく》（骨格筋《こっかくきん》）を「随意筋《ずいいきん》」といいます。

意識《いしき》して動《うご》かせる筋肉《きんにく》と動《うご》かせない筋肉《きんにく》。その両方《りょうほう》を使《つか》い分《わ》けて私《わたし》たちは生《い》きているのです。

筋肉《きんにく》は3種類《しゅるい》に分《わ》かれる

骨格筋《こっかくきん》	手《て》や足《あし》など、自分《じぶん》の意思《いし》で動《うご》かすことができる筋肉《きんにく》。

随意筋《ずいいきん》

心筋《しんきん》	心臓《しんぞう》を動《うご》かす筋肉《きんにく》。血液《けつえき》を全身《ぜんしん》に運《はこ》ぶため、強《つよ》く、速《はや》く動《うご》く。

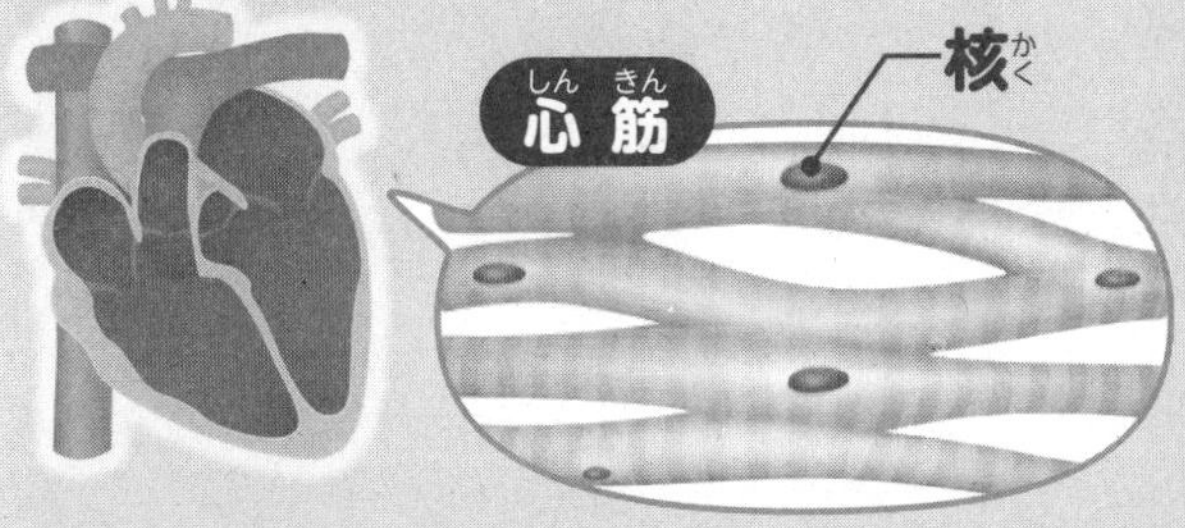

不随意筋《ふずいいきん》

平滑筋《へいかつきん》	胃《い》や腸《ちょう》などの内臓《ないぞう》、血管《けっかん》などを動《うご》かす筋肉《きんにく》。ゆっくりと動《うご》く。

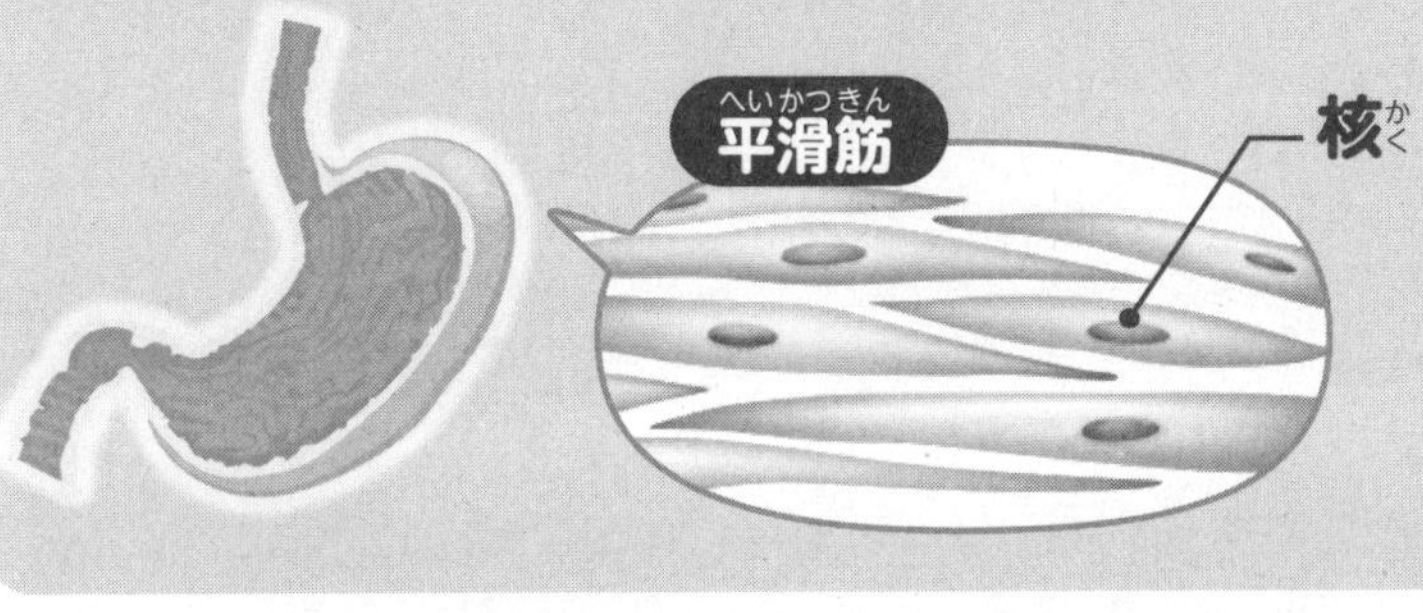

同《おな》じ不随意筋《ふずいいきん》でも構造《こうぞう》はかなり違《ちが》う

心筋《しんきん》と平滑筋《へいかつきん》では構造《こうぞう》がかなり異《こと》なっている。心筋《しんきん》は細胞同士《さいぼうどうし》がつながり、枝《えだ》のようになっている。一方《いっぽう》、平滑筋《へいかつきん》は網目状《あみめじょう》に細胞《さいぼう》が組《く》み合《あ》わさっている。

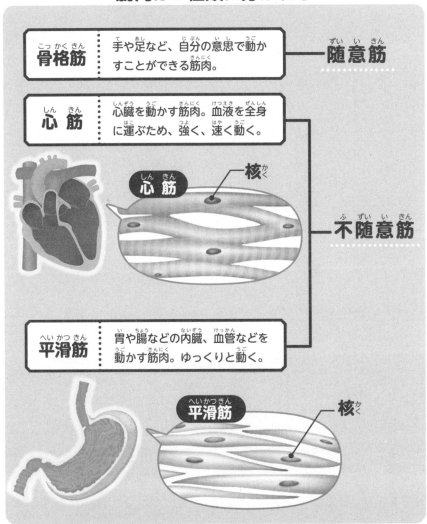

指《ゆび》には筋肉《きんにく》がない

簡単《かんたん》にできる面白《おもしろ》い実験《じっけん》があります。

できるだけ力《ちから》を抜《ぬ》いて片方《かたほう》の手《て》のひらを広《ひろ》げてください。次《つぎ》に、もう片方《かたほう》の手《て》で、手首《てくび》をギュッとにぎります。すると、自然《しぜん》と指《ゆび》が折《お》れ曲《ま》がるのがわかると思《おも》います。

じつは、指《ゆび》には筋肉《きんにく》がありません。私《わたし》たちが物《もの》をつかんだり、にぎったり、ひねったりするときは、全部《ぜんぶ》手《て》のひらと手首《てくび》の手前《てまえ》にある筋《きん》肉《にく》で手《て》を動《うご》かしています。だから、手首《てくび》を強《つよ》くにぎると、勝手《かって》に指《ゆび》が動《うご》いてしまうのです。

指《ゆび》に筋肉《きんにく》がないのは、細《ほそ》いほうが便利《べんり》だからだと考《かんが》えられています。筋肉《きんにく》は、使《つか》うほど大《おお》きくふくらんでいきます。もし指《ゆび》に筋肉《きんにく》があったら、どんどん指《ゆび》が大《おお》きく、太《ふと》くなってしまい、細《こま》やかな作業《さぎょう》ができません。だから最初《さいしょ》から筋肉《きんにく》がないつくりになっているのです。

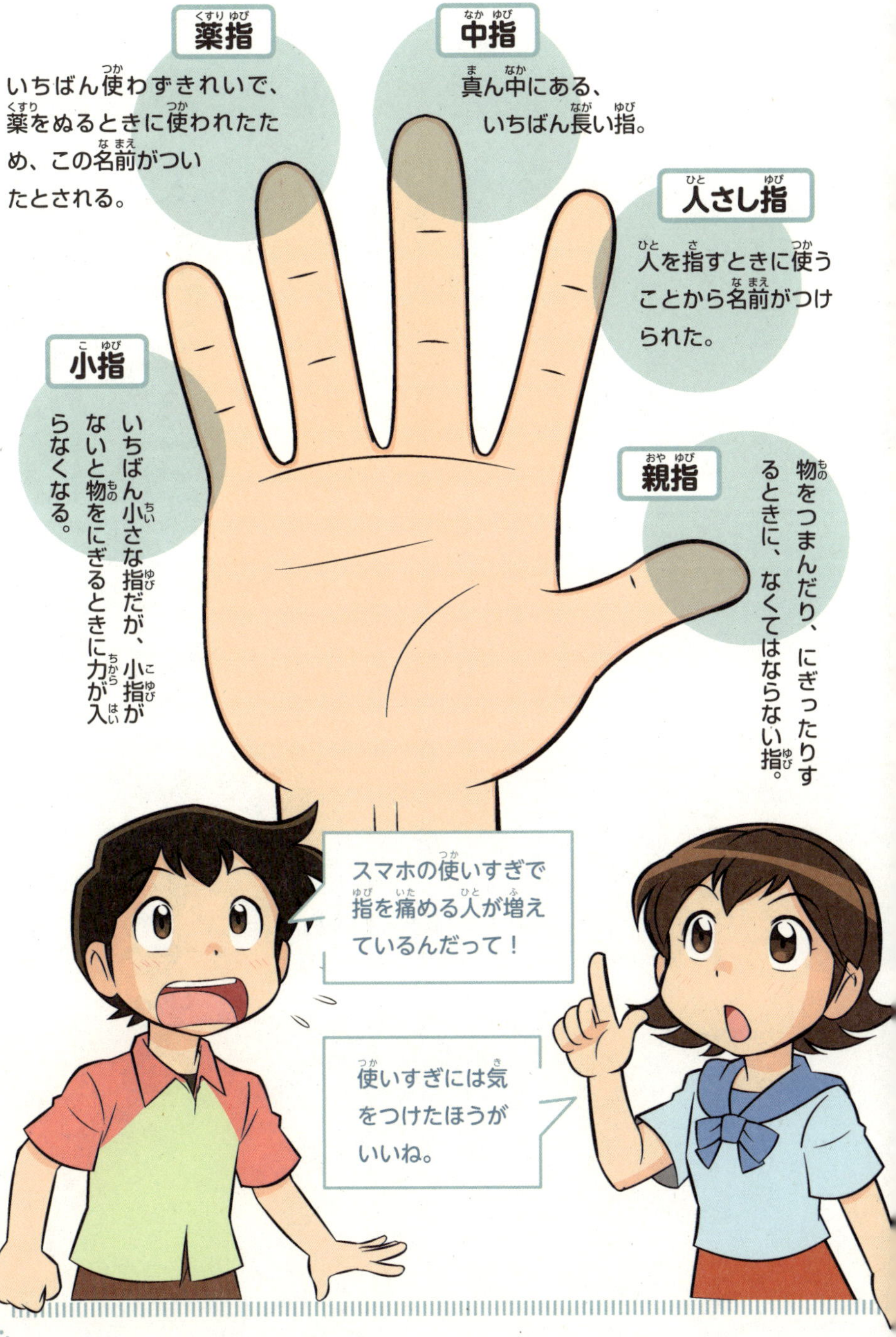

薬指《くすりゆび》
いちばん使《つか》わずきれいで、薬《くすり》をぬるときに使《つか》われたため、この名前《なまえ》がついたとされる。
中指《なかゆび》
真《ま》ん中《なか》にある、いちばん長《なが》い指《ゆび》。
人《ひと》さし指《ゆび》
人《ひと》を指《さ》すときに使《つか》うことから名前《なまえ》がつけられた。
小指《こゆび》
いちばん小《ちい》さな指《ゆび》だが、小指《こゆび》がないと物《もの》をにぎるときに力《ちから》が入《はい》らなくなる。
親指《おやゆび》
物《もの》をつまんだり、にぎったりするときに、なくてはならない指《ゆび》。
スマホの使《つか》いすぎで指《ゆび》を痛《いた》める人《ひと》が増《ふ》えているんだって！
使《つか》いすぎには気《き》をつけたほうがいいね。

「利《き》き手《て》」だけでなく「利《き》き目《め》」や「利《き》きあご」もある

どんな人《ひと》にも、うまく動《うご》かせてよく使《つか》う「利《き》き手《て》」や「利《き》き足《あし》」があります。鉛筆《えんぴつ》やお箸《はし》を持《も》つほうが利《き》き手《て》、ボールを蹴《け》るときに使《つか》うほうが利《き》き足《あし》です。

利《き》き手《て》や利《き》き足《あし》があるのは、からだの力《ちから》をうまく操作《そうさ》するためです。

たとえばボールを投《な》げるとき、利《き》き手《て》に力《ちから》をこめます。このときもう一方《いっぽう》の手《て》がからだのバランスをとることで、はじめてうまくボールに力《ちから》を伝《つた》えられます。

さらに、利《き》き手《て》や利《き》き足《あし》だけでなく「利《き》き目《め》」もあります。

私《わたし》たちは2つの目《め》で物《もの》を見《み》ています。でも、じつは脳《のう》の中《なか》では、どちらか片方《かたほう》の目《め》で見《み》た映像《えいぞう》を優先《ゆうせん》して処理《しょり》しています。

また、「利《き》きあご」もあります。ごはんを食《た》べるとき、知《し》らずに片方《かたほう》のあごだけでかんでいませんか。それがあなたの利《き》きあごです。ただし、ひどくなると顔《かお》がゆがむ原因《げんいん》になるので、両方使《りょうほうつか》うように意識《いしき》しましょう。

利《き》き目《め》を調《しら》べてみよう！

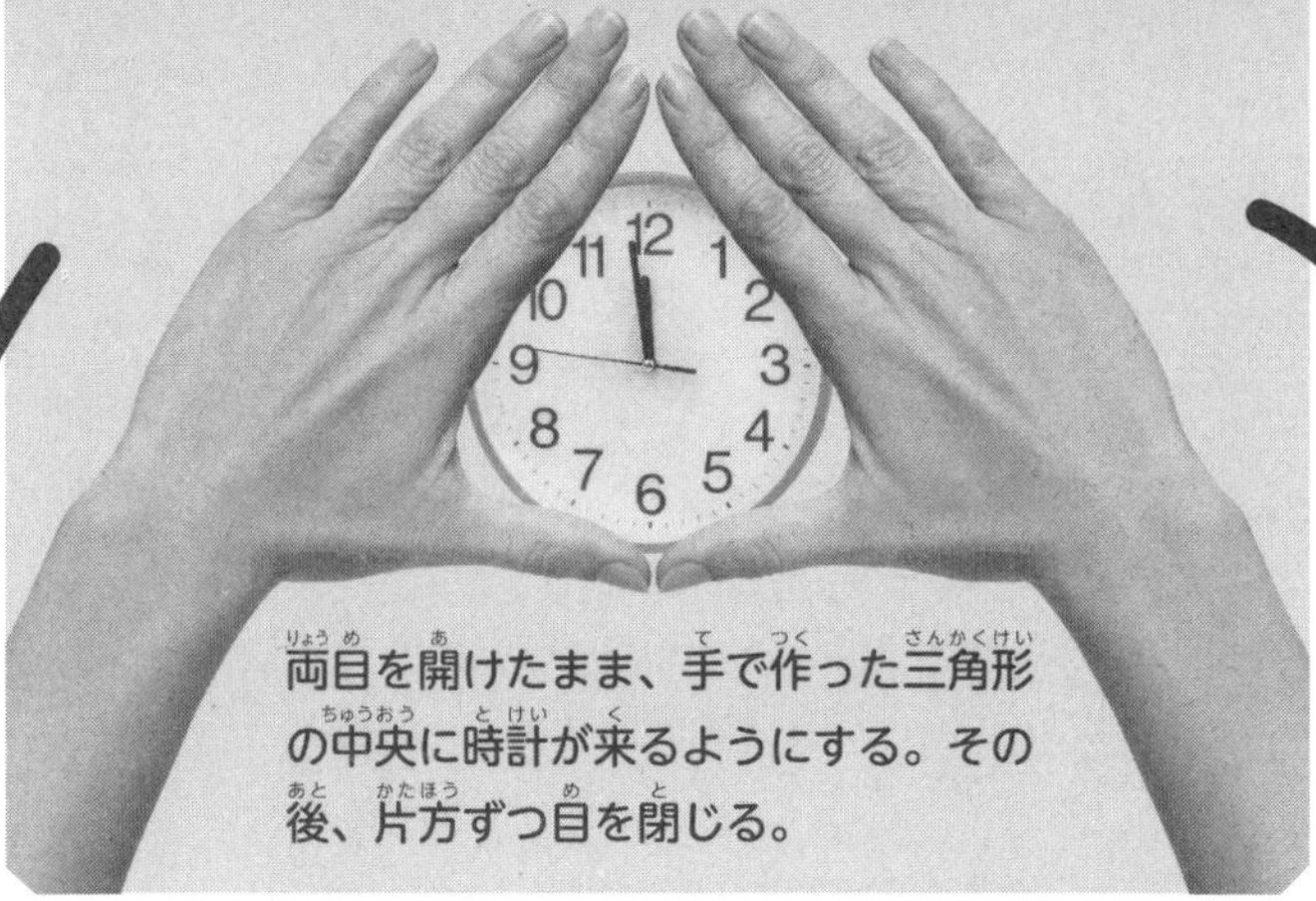

両目《りょうめ》を開《あ》けたまま、手《て》で作《つく》った三角形《さんかくけい》の中央《ちゅうおう》に時計《とけい》が来《く》るようにする。その後《あと》、片方《かたほう》ずつ目《め》を閉《と》じる。

ズレない！

利《き》き目《め》！

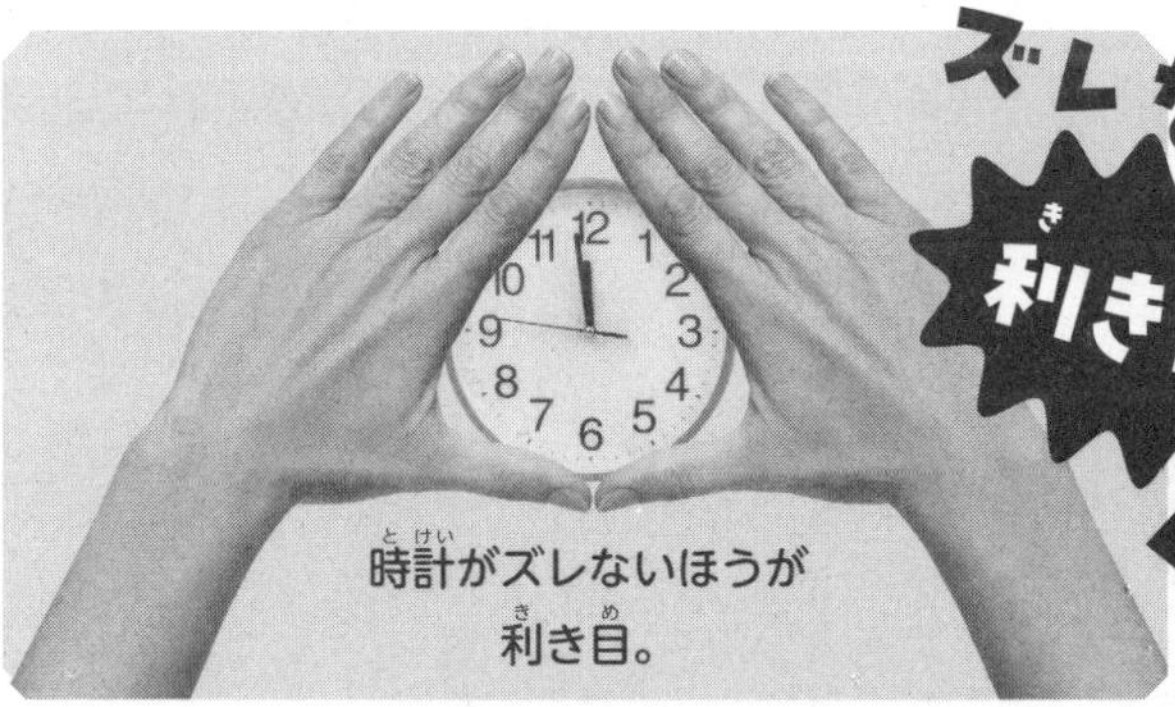

時計《とけい》がズレないほうが利《き》き目《め》。

ズレた！

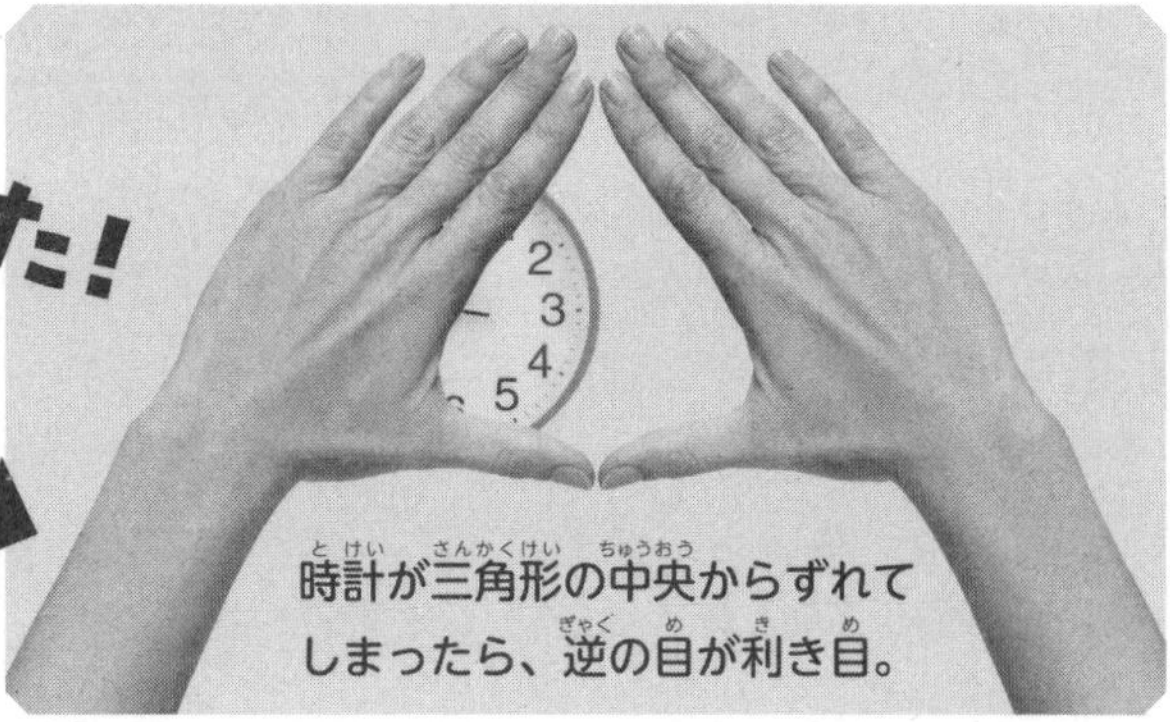

時計《とけい》が三角形《さんかくけい》の中央《ちゅうおう》からずれてしまったら、逆《ぎゃく》の目《め》が利《き》き目《め》。

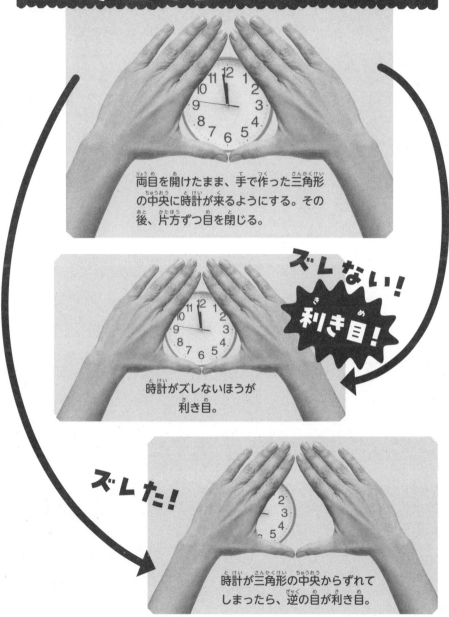

大声《おおごえ》でさけぶと一瞬《いっしゅん》だけ力持《ちからも》ちになれる

オリンピックで重量挙《じゅうりょうあ》げの選手《せんしゅ》が、大声《おおごえ》でさけんでいるのを見《み》たことはないでしょうか。

それは、さけんだほうが、より重《おも》い物《もの》を持《も》ち上《あ》げられるからです。

人《ひと》は普段《ふだん》、からだがもっている力《ちから》（筋力《きんりょく》）を100%出《だ》せないようになっています。

いつも100%の力《ちから》で動《うご》いていると、からだがすぐにつかれたり、壊《こわ》れてしまったりするからです。そのため脳《のう》が、力《ちから》を最大限《さいだいげん》まで出《だ》せないようにストップをかけています。

しかし大声《おおごえ》でさけぶと、神経《しんけい》が興《こう》奮《ふん》して、脳《のう》のストッパーが一時的《いちじてき》に外《はず》れます。だから、いつも以上《いじょう》の力《ちから》を発揮《はっき》できるのです。

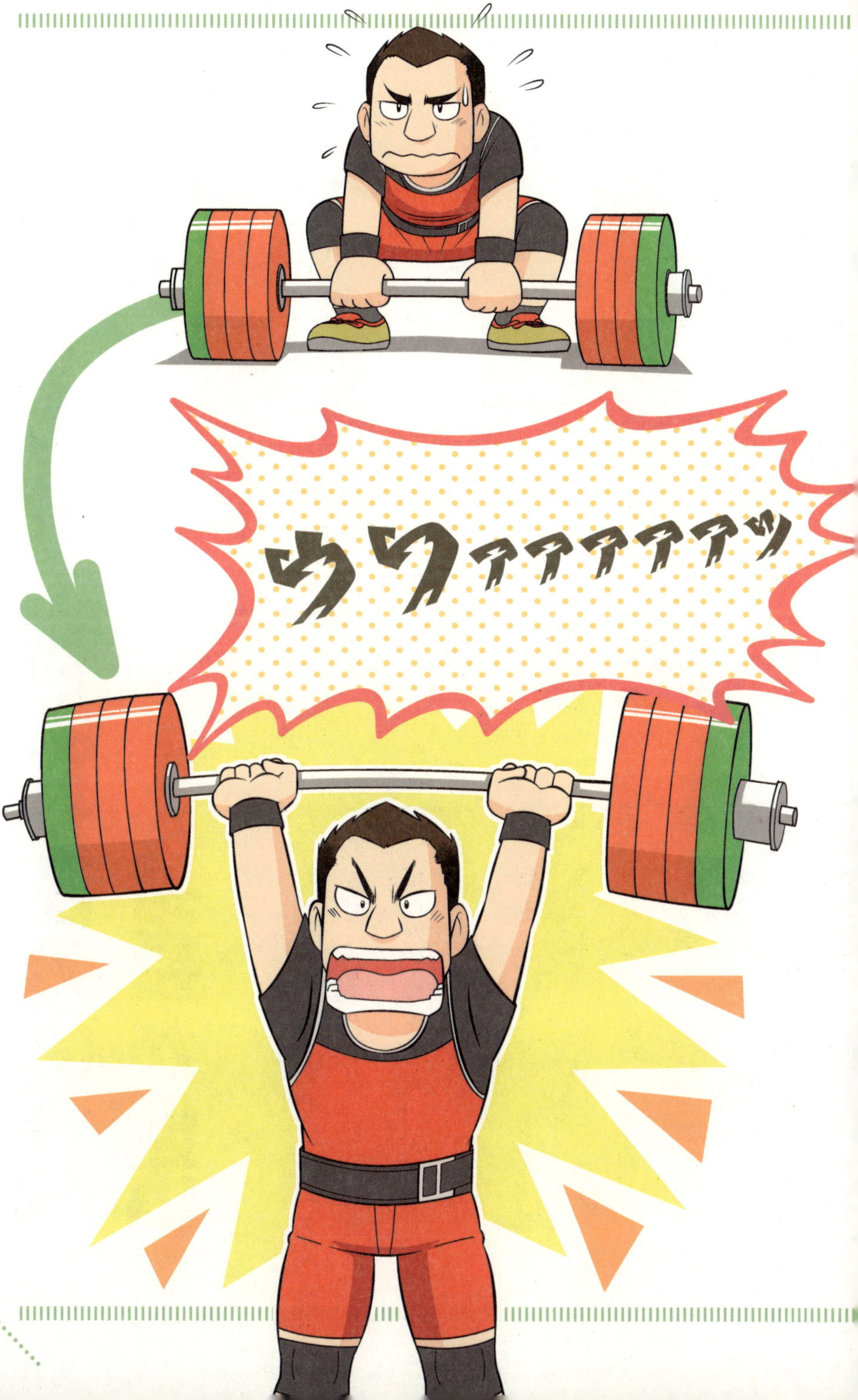
ウワァァァァァッ

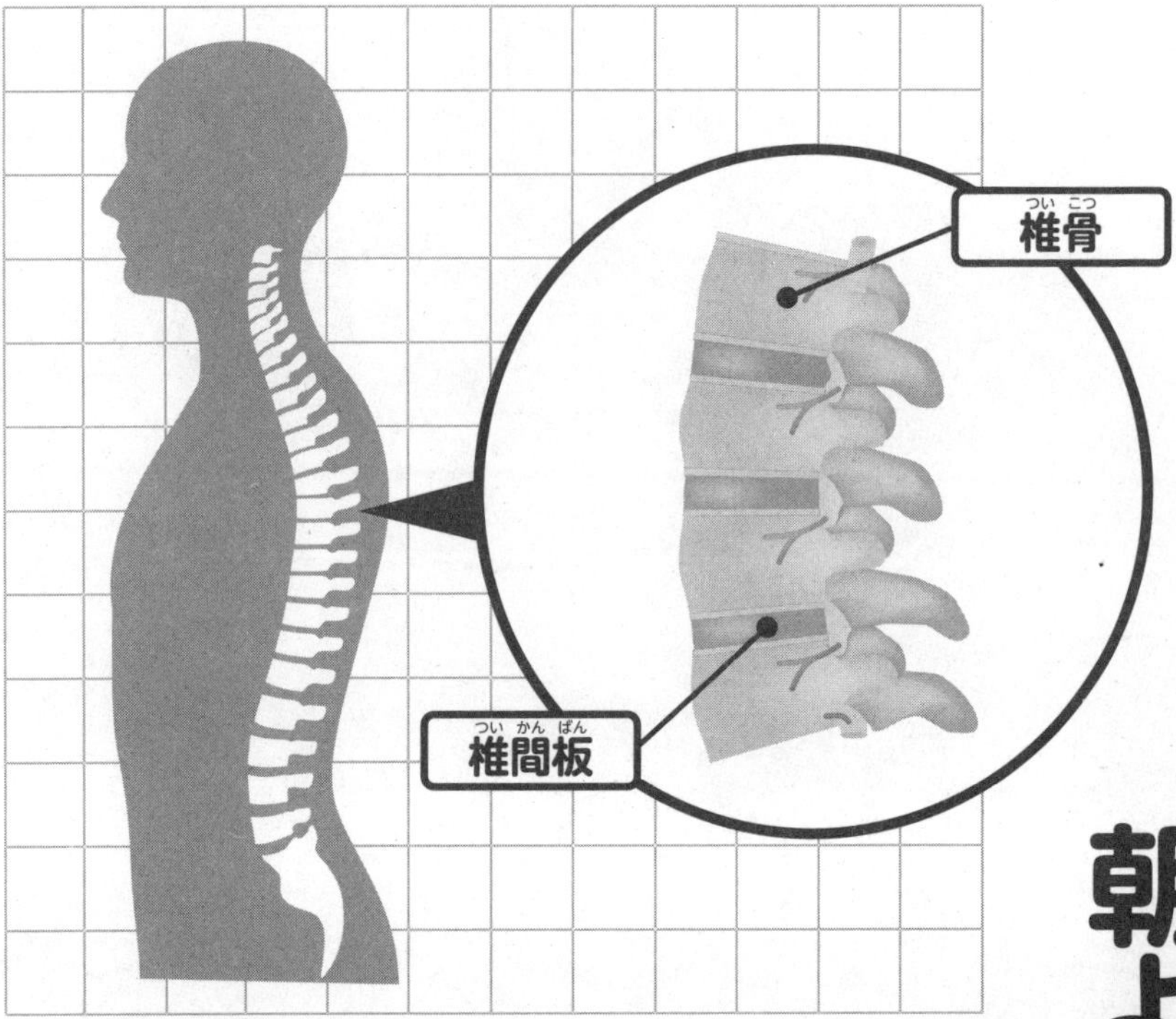

朝《あさ》より夜《よる》のほうが身長《しんちょう》が低《ひく》い

たったひと晩《ばん》で、身長《しんちょう》を2㎝ものばす方法《ほうほう》があります。その方法《ほうほう》とは、横《よこ》になって眠《ねむ》るだけです。ウソだと思《おも》うかもしれません。でも、朝起《あさお》きてすぐと、夜眠《よるねむ》る前《まえ》では、実際《じっさい》に1・5～3㎝くらい夜《よる》のほうが身長《しんちょう》が低《ひく》いのです。

理由《りゆう》は、背骨《せぼね》のつくりにあります。私《わたし》たちの背中《せなか》には、頭《あたま》を支《ささ》えるための背骨《せぼね》が通《とお》っています。

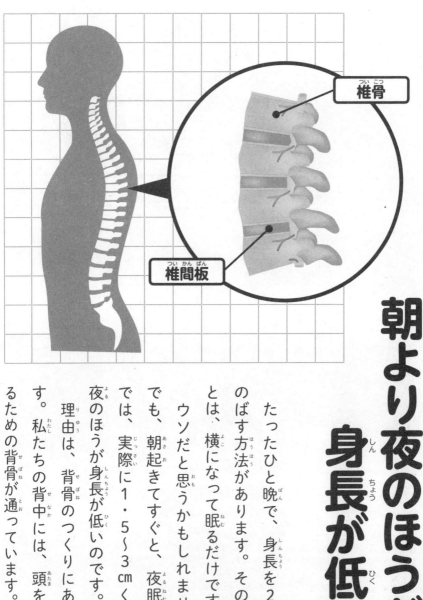

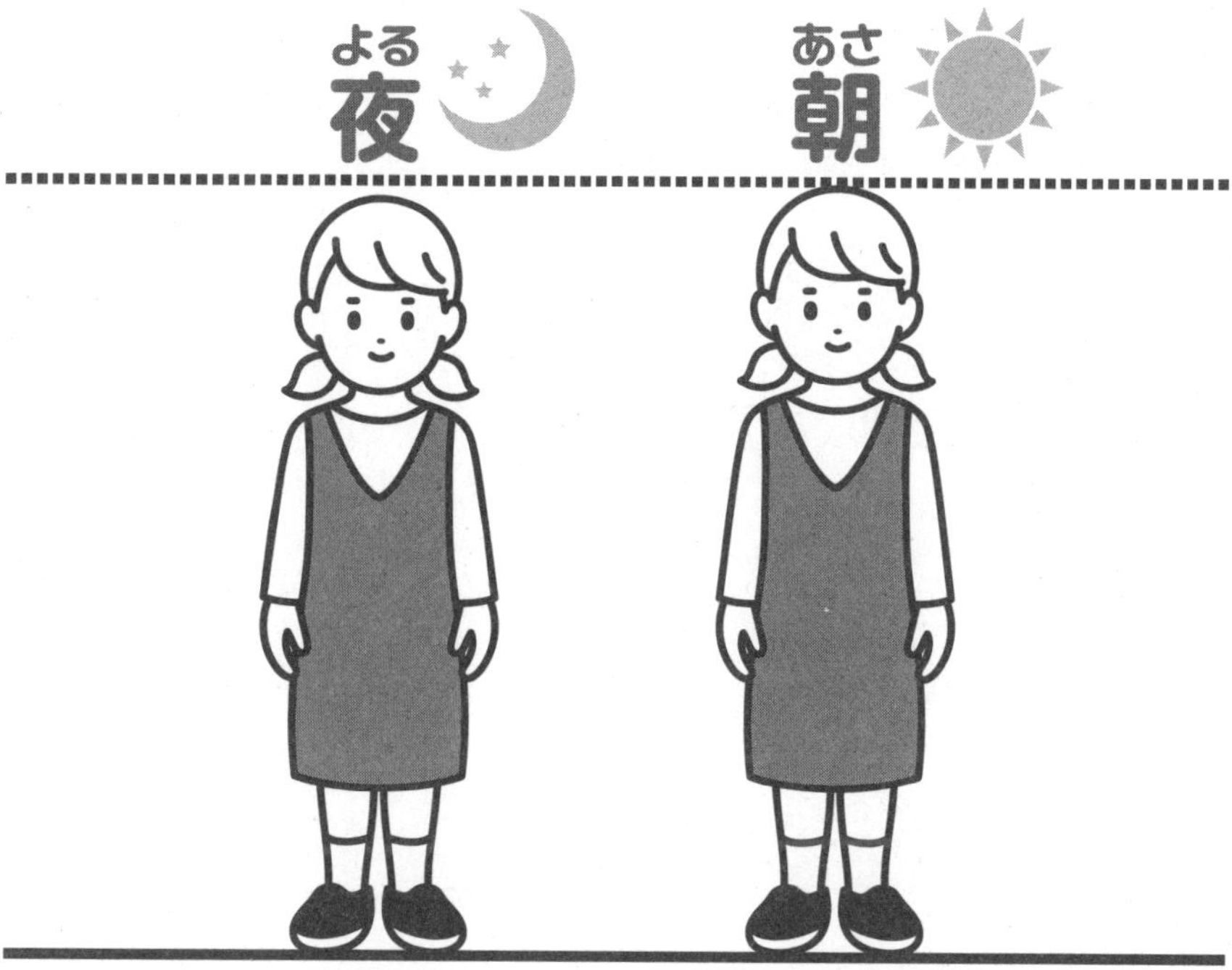

この背骨《せぼね》は、1本《ぽん》の骨《ほね》ではなく、24個《こ》の小《ちい》さな骨《ほね》（椎骨《ついこつ》）が積《つ》み重《かさ》なってできています。さらに、骨《ほね》と骨《ほね》の間《あいだ》には、「椎間板《ついかんばん》」というやわらかい板《いた》のような組織《そしき》がはさまっていて、骨同士《ほねどうし》がぶつかって壊《こわ》れるのを防《ふせ》いでいます。

　夜《よる》になると身長《しんちょう》が縮《ちぢ》んでいるのは、この椎間板《ついかんばん》が、起《お》きているときに頭《あたま》の重《おも》さに押《お》されて、どんどん平《ひら》たくなっていくからです。

　しかし一度《いちど》平《ひら》たくなっても、横《よこ》になって眠《ねむ》れば、ふくらんで元《もと》の大《おお》きさに戻《もど》ります。

鳥肌《とりはだ》は人間《にんげん》にとって無意味《むいみ》な機能《きのう》

寒《さむ》さや恐《おそ》ろしさを感《かん》じたときに、腕《うで》や背中《せなか》がぞわっとして、肌《はだ》がブツブツになることがあります。これを「鳥肌《とりはだ》が立《た》つ」といいます。

鳥肌《とりはだ》は、ずっと昔《むかし》に、人《ひと》がまだ毛《け》でおおわれていた時代《じだい》のなごりのようなものです。

たとえばネコは、寒《さむ》いときや敵《てき》をいかくするときに、全身《ぜんしん》の毛《け》を逆立《さかだ》てます。毛《け》を立《た》てることで、温《あたた》かい空気《くうき》の層《そう》をつくったり、からだを大《おお》きく見《み》せたりするためです。

ところが人《ひと》の場合《ばあい》、サルから進化《しんか》する段階《だんかい》で、全身《ぜんしん》の毛《け》が細《ほそ》く、少《すく》なくなっていきました。だから鳥肌《とりはだ》を立《た》てても、ネコのようにからだを温《あたた》めたり、大《おお》きく見《み》せたりすることはできません。

じつは、人《ひと》が鳥肌《とりはだ》を立《た》てても、特《とく》に意味《いみ》はないのです。

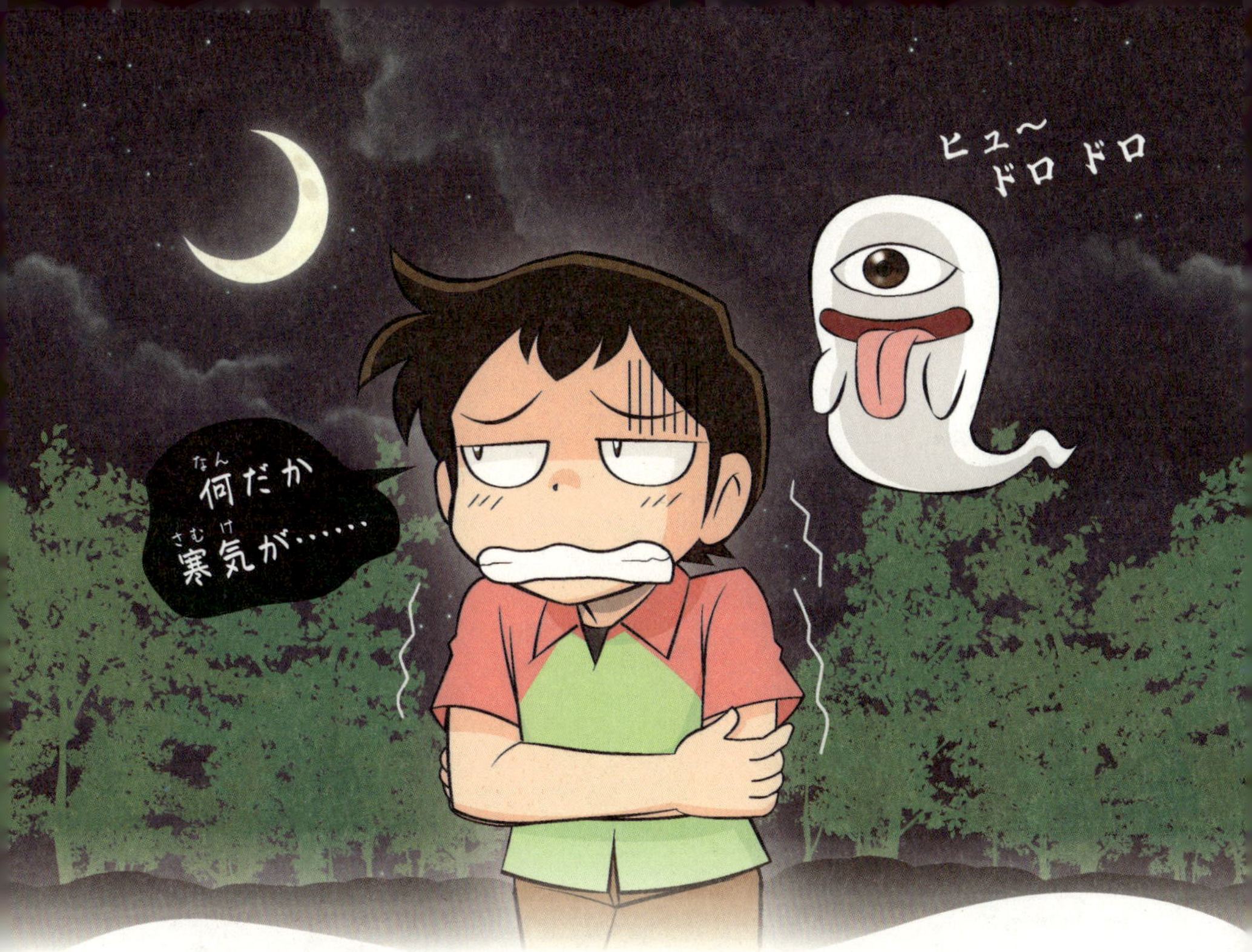

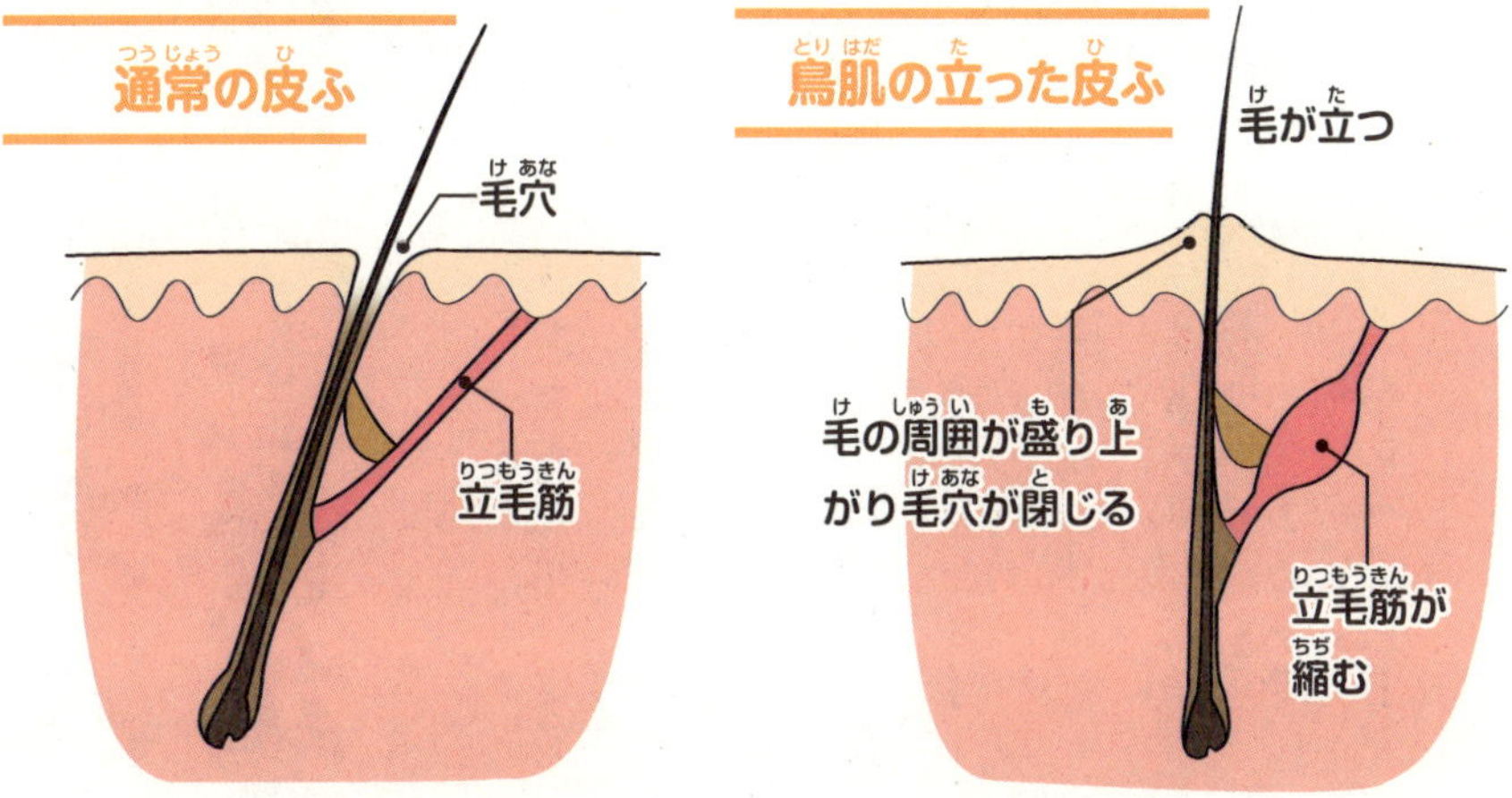

寒《さむ》さや恐怖《きょうふ》を感《かん》じると、筋肉《きんにく》（立毛筋《りつもうきん》）が縮《ちぢ》んで毛《け》をまっすぐに立《た》たせる。すると毛穴《けあな》が盛《も》り上《あ》がって、肌《はだ》がボコボコしたように見《み》える。

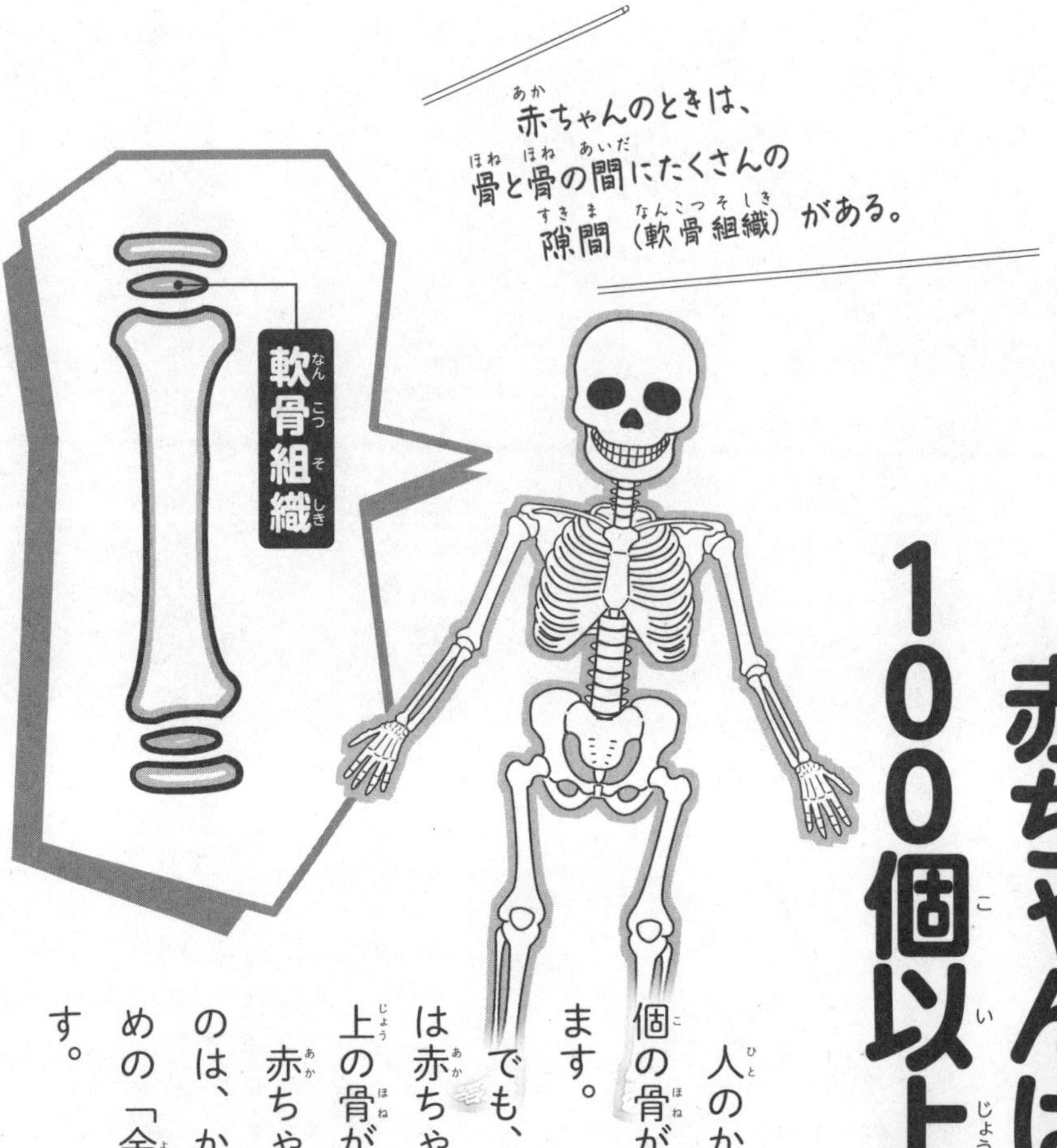

赤《あか》ちゃんのときは、
骨《ほね》と骨《ほね》の間《あいだ》にたくさんの
隙間《すきま》（軟骨組織《なんこつそしき》）がある。

赤《あか》ちゃんは大人《おとな》より100個《こ》以《い》上《じょう》骨《ほね》が多《おお》い

人《ひと》のからだは、200〜206個《こ》の骨《ほね》が組《く》み合《あ》わさってできています。

でも、これは大人《おとな》の場合《ばあい》。じつは赤《あか》ちゃんのときは、300個《こ》以《い》上《じょう》の骨《ほね》があります。

赤《あか》ちゃんのほうが骨《ほね》の数《かず》が多《おお》いのは、からだが大《おお》きく成長《せいちょう》するための「余白《よはく》」を残《のこ》しているからです。

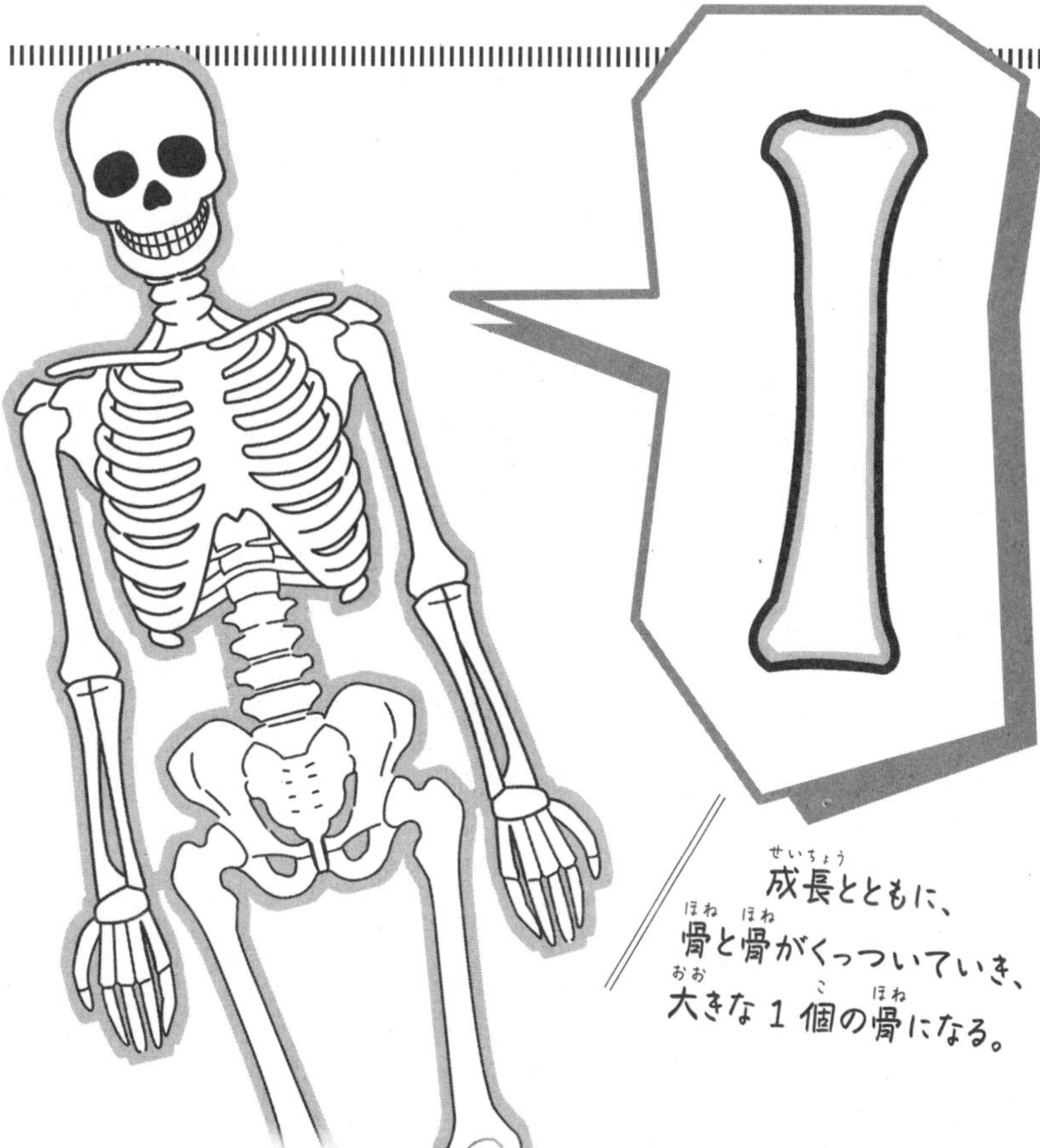

成長《せいちょう》とともに、
骨《ほね》と骨《ほね》がくっついていき、
大《おお》きな１個《こ》の骨《ほね》になる。

子《こ》どもと大人《おとな》の骨《ほね》のレントゲン写真《しゃしん》を見《み》ると、子《こ》どもは骨《ほね》と骨《ほね》の間《あいだ》に隙間《すきま》があるのがわかります。

この隙間《すきま》の部分《ぶぶん》には、軟骨《なんこつ》というやわらかい組織《そしき》があります。

私《わたし》たちのからだは、この骨《ほね》と骨《ほね》の間《あいだ》にある軟骨組織《なんこつそしき》が増《ふ》えていくことで、どんどん大《おお》きくなっていくのです。

ところが成長《せいちょう》すると、軟骨組織《なんこつそしき》は増《ふ》えなくなり、やがて骨《ほね》と同《おな》じ成分《せいぶん》に変化《へんか》します。

その結果《けっか》、骨《ほね》と骨《ほね》が１本《ぽん》につながるので、骨《ほね》の数《かず》が減《へ》っていくのです。

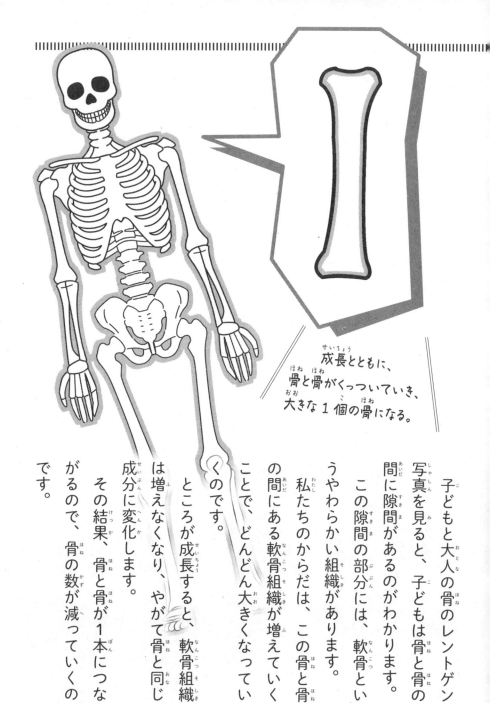

手《て》と足《あし》はもともと魚《さかな》のヒレだった

私《わたし》たち人類《じんるい》は、約《やく》700万年前《まんねんまえ》にアフリカの森《もり》で生《う》まれたと考《かんが》えられています。

それ以前《いぜん》は、サルと同《おな》じように地面《じめん》に手足《てあし》（四足《しそく》）をついて歩《ある》いていました。さらにもっと大昔《おおむかし》、4億年以上前《おくねんいじょうまえ》になると、足《あし》の生《は》えた動物《どうぶつ》さえいませんでした。

私《わたし》たちの手《て》や足《あし》は、じつは魚《さかな》のヒレが進化《しんか》してできたのです。

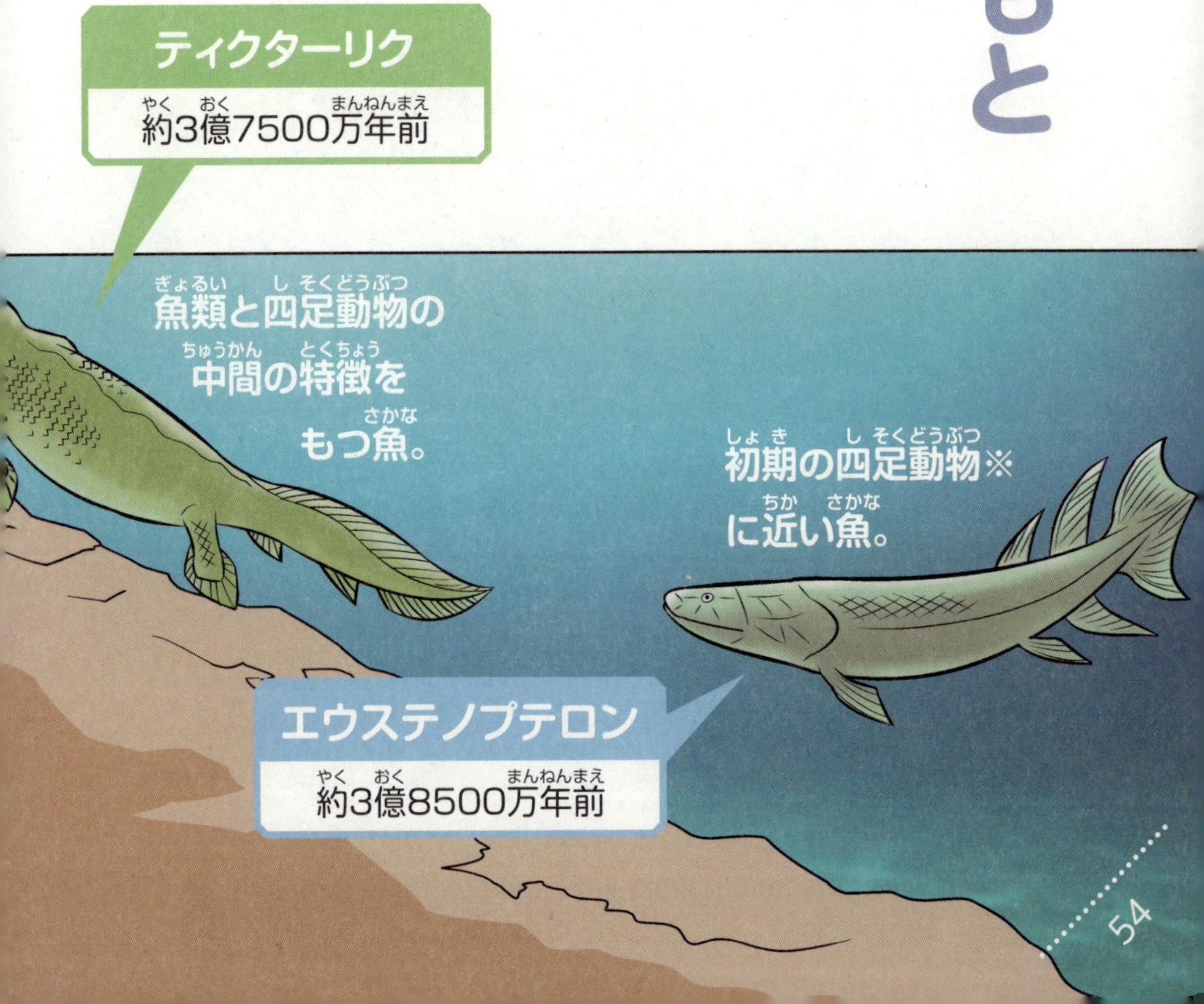
ティクターリク
約《やく》3億《おく》7500万年前《まんねんまえ》
魚類《ぎょるい》と四足動物《しそくどうぶつ》の中間《ちゅうかん》の特徴《とくちょう》をもつ魚《さかな》。
初期《しょき》の四足動物《しそくどうぶつ》※に近《ちか》い魚《さかな》。
エウステノプテロン
約《やく》3億《おく》8500万年前《まんねんまえ》

今《いま》から3億《おく》8500万年前《まんねんまえ》ごろ、がんじょうな胸《むな》ビレと腹《はら》ビレをもつ魚《さかな》、エウステノプテロンが登場《とうじょう》します。

この魚《さかな》の子孫《しそん》たちは、やがて海《うみ》と陸《りく》の境《さかい》でくらしはじめ、1000万年近《まんねんちか》い時間《じかん》をかけて、胸《むな》ビレと腹《はら》ビレの形《かたち》が少《すこ》しずつ変《か》わっていきます。

そして3億《おく》7500万年前《まんねんまえ》ごろに、はじめて陸《りく》に上《あ》がった魚類《ぎょるい》、ティクターリクが生《う》まれたと考《かんが》えられています。

その後《ご》、3億《おく》6700万年前《まんねんまえ》ごろに、原始的《げんしてき》な四足動物《しそくどうぶつ》であるイクチオステガが現《あらわ》れたとされています。

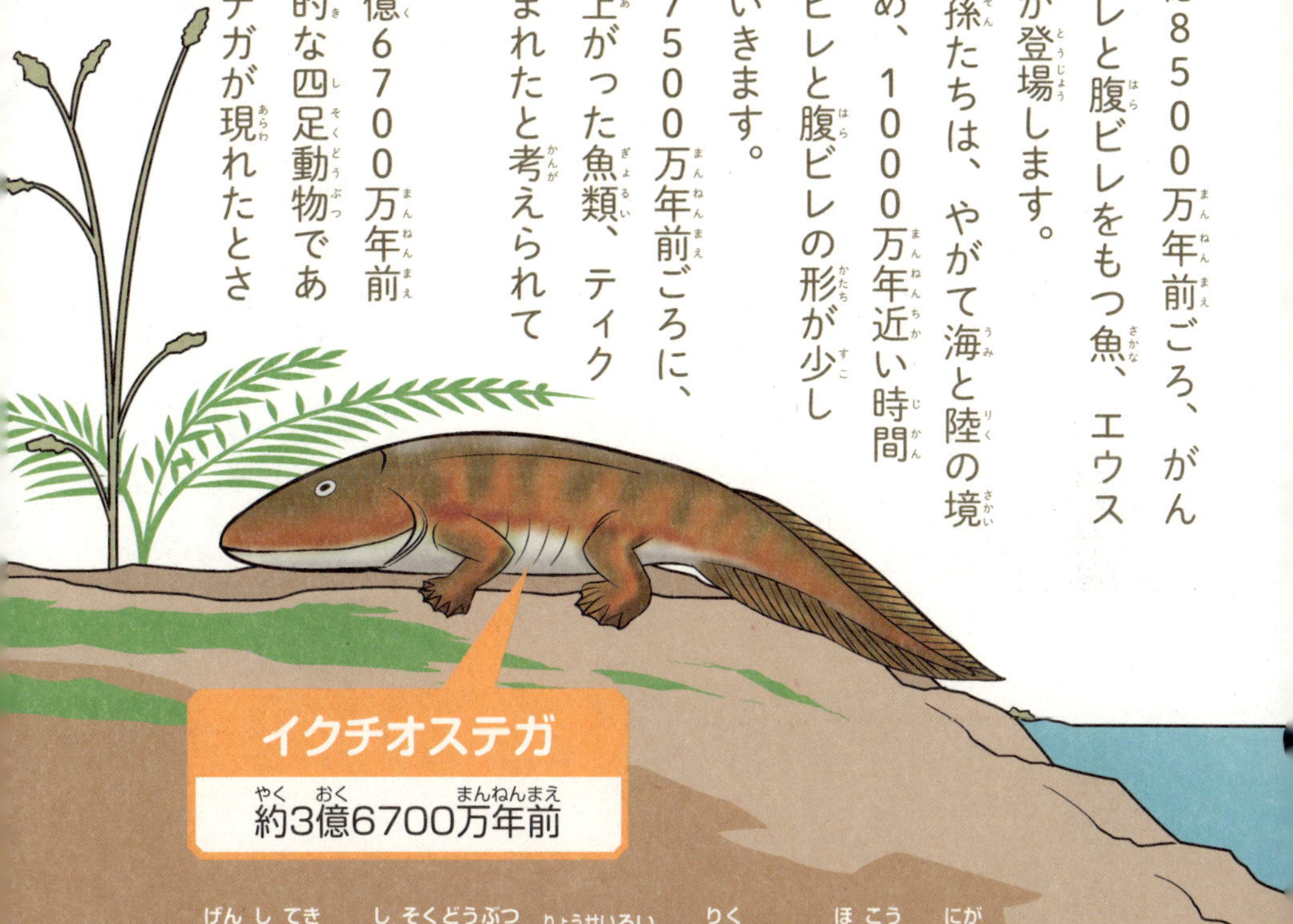

原始的《げんしてき》な四足動物《しそくどうぶつ》（両生類《りょうせいるい》）。陸《りく》での歩行《ほこう》は苦手《にがて》だったと考《かんが》えられている。

※四足動物《しそくどうぶつ》とは、4本《ほん》の足《あし》をもっている両生類《りょうせいるい》、は虫類《ちゅうるい》、鳥類《ちょうるい》、ほ乳類《にゅうるい》のこと。この足《あし》は魚類《ぎょるい》のヒレから進化《しんか》したものと考《かんが》えられている。

人《ひと》は1年《ねん》に24日《にち》分《ぶん》まばたきをしている

　まばたき1回《かい》にかかる時間《じかん》を知《し》っていますか？　答《こた》えは、0.3秒《びょう》くらいです。人《ひと》は1分間《ぷんかん》に20回《かい》ほどまばたきをしますから、じつは1分《ぷん》のうち6秒《びょう》くらいは何《なに》も見《み》えていません。

　これを1年間《ねんかん》で計算《けいさん》してみます。起《お》きている時間《じかん》が1日《にち》16時間《じかん》だとすると、なんと24日分《にちぶん》にもなります。つまり、1年《ねん》のうち1か月《げつ》くらいは暗闇《くらやみ》の中《なか》で過《す》ごしていることになるのです。

　こんなにたくさんまばたきをするのは、大事《だいじ》な目《め》を守《まも》るため。

　まばたきには、大《おお》きく「目《め》が乾《かわ》くのを防《ふせ》ぐ」「目《め》の汚《よご》れをきれいにする」という2つの役割《やくわり》があります。まばたきをすることで、目《め》が悪《わる》くなったり、病気《びょうき》になったりするのを防《ふせ》いでいるのです。

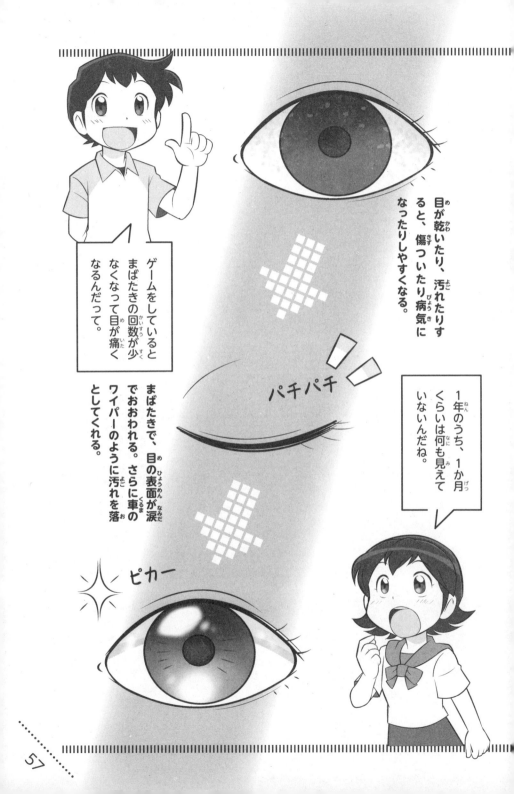

目《め》が乾《かわ》いたり、汚《よご》れたりすると、傷《きず》ついたり病気《びょうき》になったりしやすくなる。

まばたきで、目《め》の表面《ひょうめん》が涙《なみだ》でおおわれる。さらに車《くるま》のワイパーのように汚《よご》れを落《お》としてくれる。

耳《みみ》にサルのなごりがある人《ひと》がいる

耳《みみ》の内側《うちがわ》を上《うえ》から下《した》へ、ゆっくりと指《ゆび》でなでてみてください。途中《とちゅう》で、ほんの少《すこ》しポコンととがった部分《ぶぶん》がある人《ひと》はいませんか。これは、人《ひと》がまだサルだったときのなごりです。

サルの耳《みみ》は外側《そとがわ》に向《む》かってとがっています。しかし人《ひと》に進化《しんか》するうちに内側《うちがわ》に丸《まる》まっていき、今《いま》のような

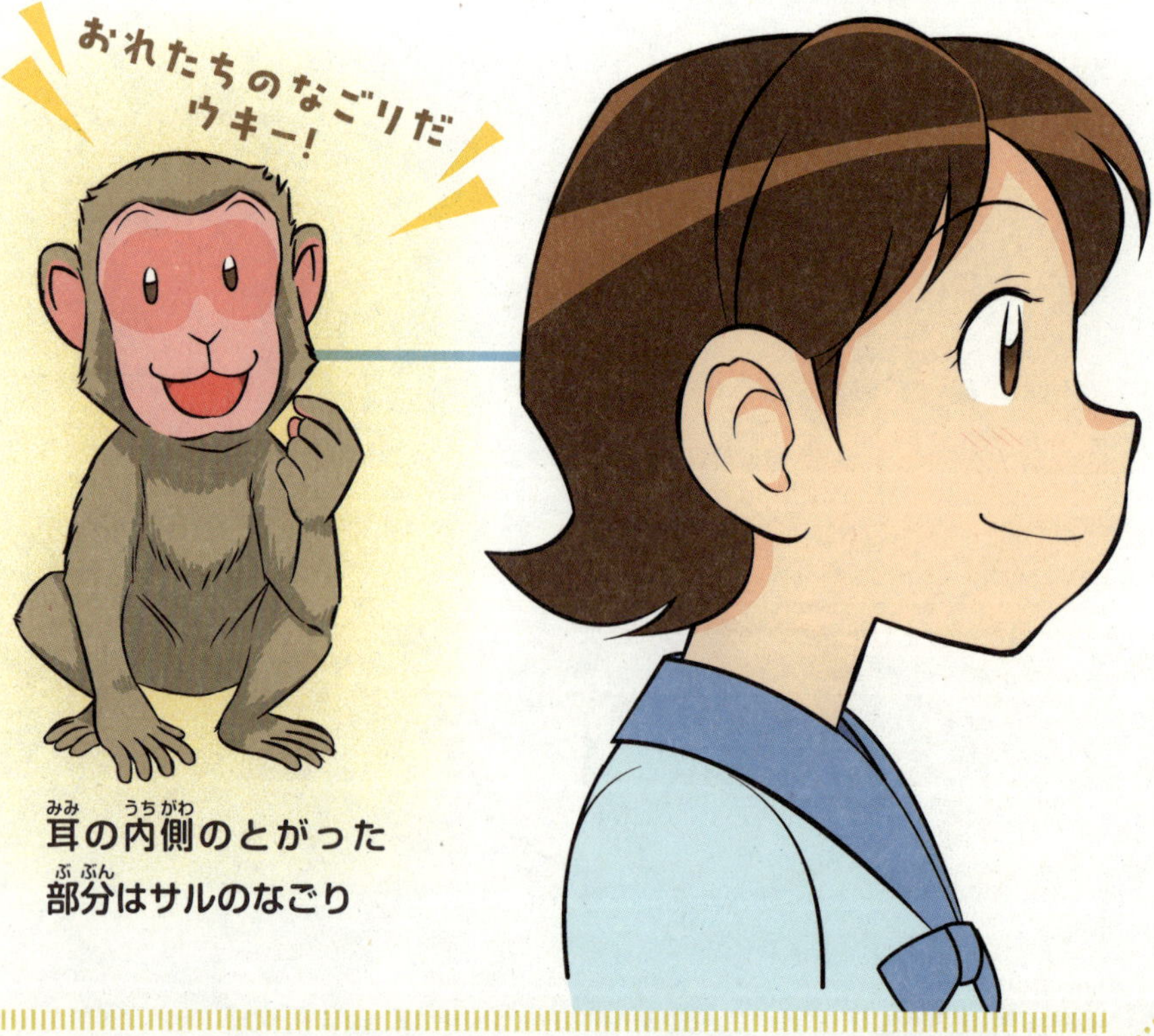

耳《みみ》の内側《うちがわ》のとがった部分《ぶぶん》はサルのなごり

耳《みみ》の形《かたち》になりました。

この耳《みみ》のとがりは、「ダーウィン結《けっ》節《せつ》」といいます。進化論《しんかろん》を唱《とな》えたことで有名《ゆうめい》なダーウィンが見《み》つけたため、この名《な》がつきました。

さらに、人《ひと》によっては、耳《みみ》の付《つ》け根《ね》にごく小《ちい》さな穴《あな》が開《あ》いていることもあります。これは、胎児《たいじ》のころにあったエラのなごりです。

母親《ははおや》のおなかの中《なか》にいる赤《あか》ちゃんには、エラのような器官《きかん》があります。これは成長《せいちょう》すると消《き》えますが、ごくたまに小《ちい》さな穴《あな》として残《のこ》ることがあるのです。穴《あな》がある人《ひと》は、日本《にほん》では2~3%しかいません。

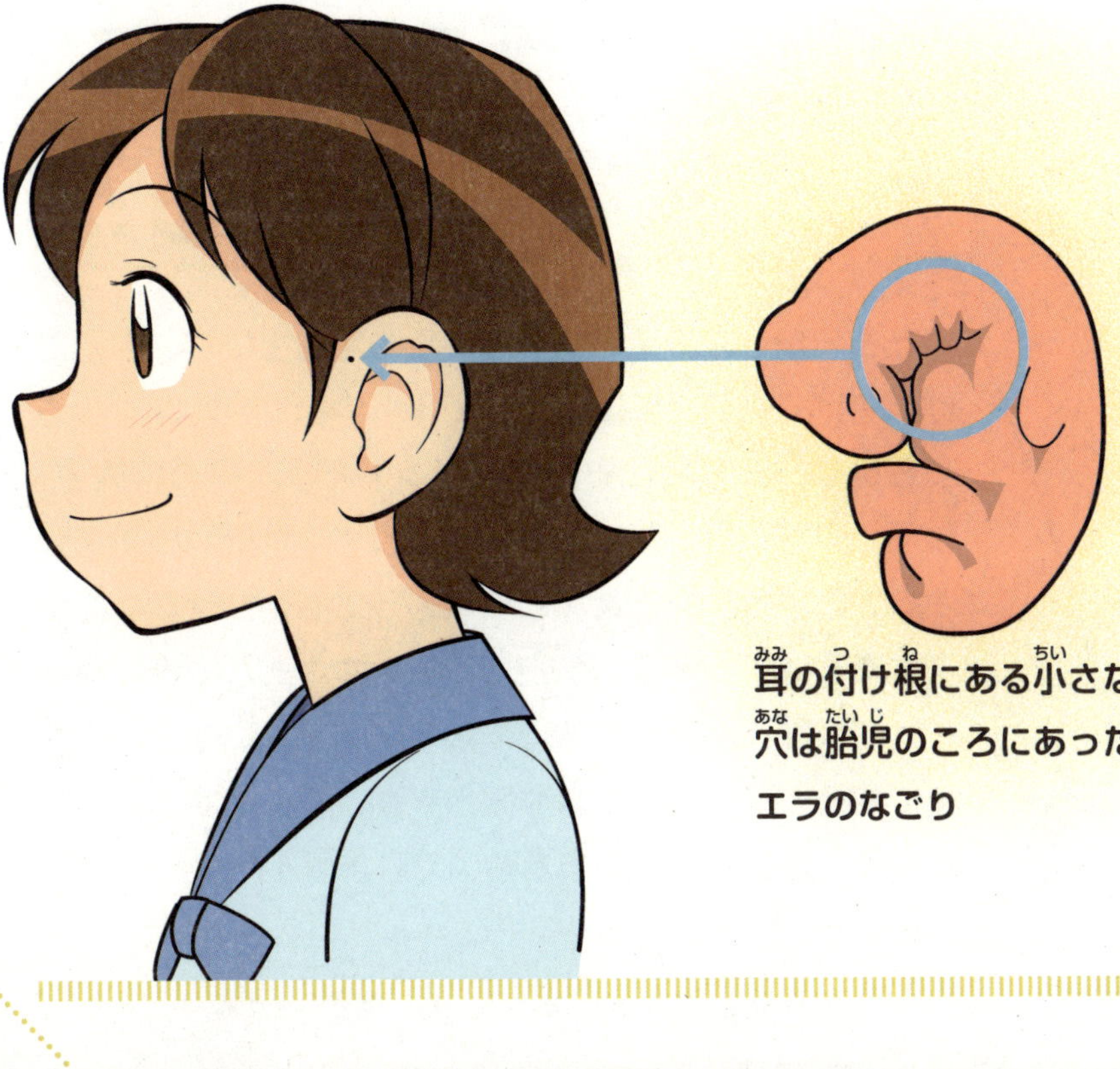

耳《みみ》の付《つ》け根《ね》にある小《ちい》さな穴《あな》は胎児《たいじ》のころにあったエラのなごり

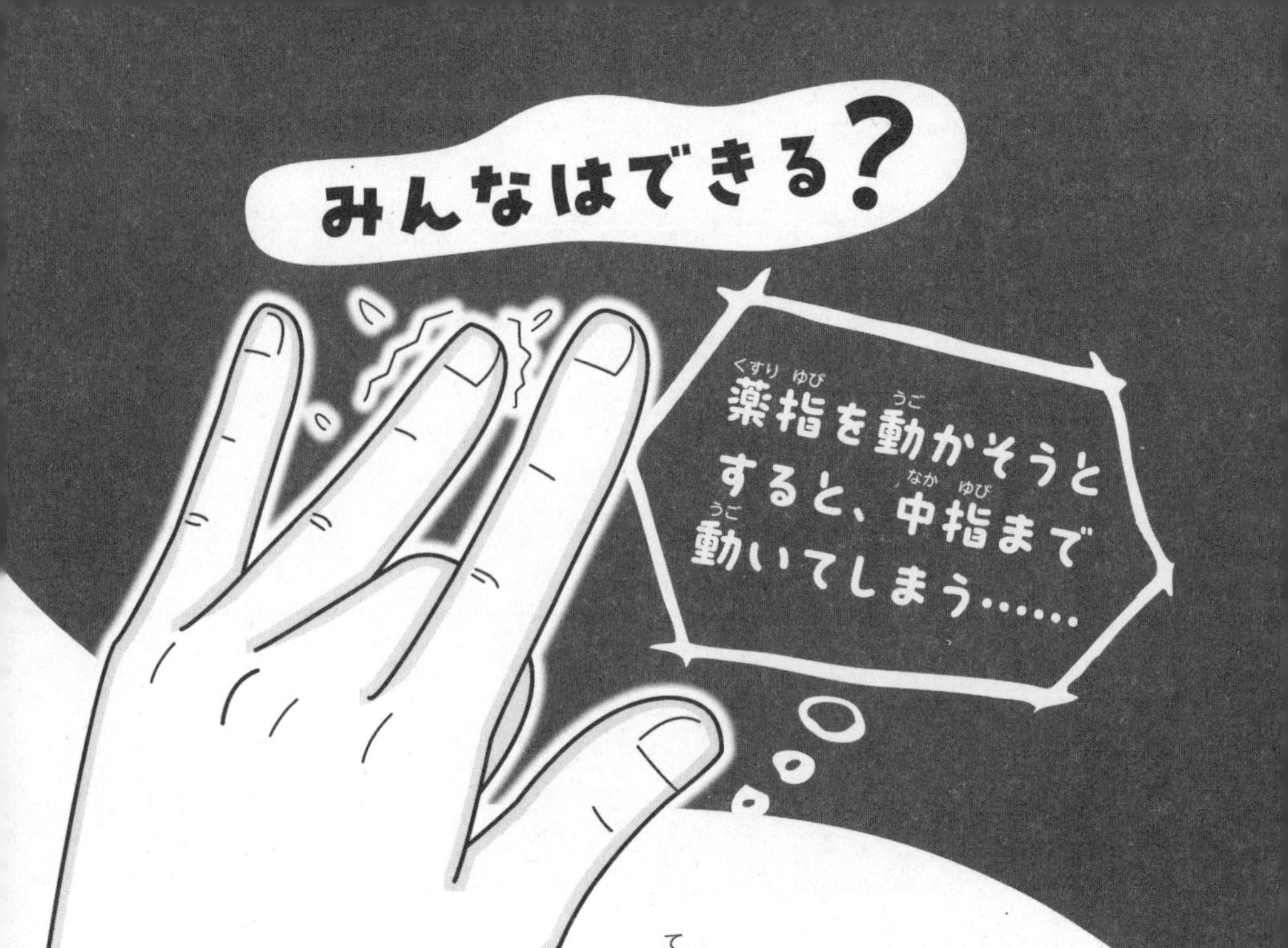
みんなはできる?
薬指《くすりゆび》を動《うご》かそうとすると、中指《なかゆび》まで動《うご》いてしまう……

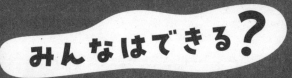

手《て》をついて指《ゆび》を動《うご》かせる?

どちらか一方《いっぽう》の手《て》を開《ひら》いて、手《て》の甲《こう》を上《うえ》にし、中指《なかゆび》だけを曲《ま》げて机《つくえ》の上《うえ》に置《お》いてみて！　中指《なかゆび》が見《み》えなくなるくらいしっかり曲《ま》げるのがポイントだよ。その状態《じょうたい》で、親指《おやゆび》、人《ひと》さし指《ゆび》、薬指《くすりゆび》、小指《こゆび》の順番《じゅんばん》でそれぞれの指《ゆび》を動《うご》かしてみよう。すると、どう頑張《がんば》っても動《うご》かせない指《ゆび》が１本《ぽん》あるはず。そう、薬指《くすりゆび》だけ動《うご》かすことができないんだ。これは、薬指《くすりゆび》を単独《たんどく》で伸《の》ばす筋肉《きんにく》がないから。ちなみに中指《なかゆび》も同《おな》じで、中指《なかゆび》や薬指《くすりゆび》を動《うご》かそうとすると、隣《となり》にある人《ひと》さし指《ゆび》や小指《こゆび》まで動《うご》いてしまうんだ。

3章《しょう》

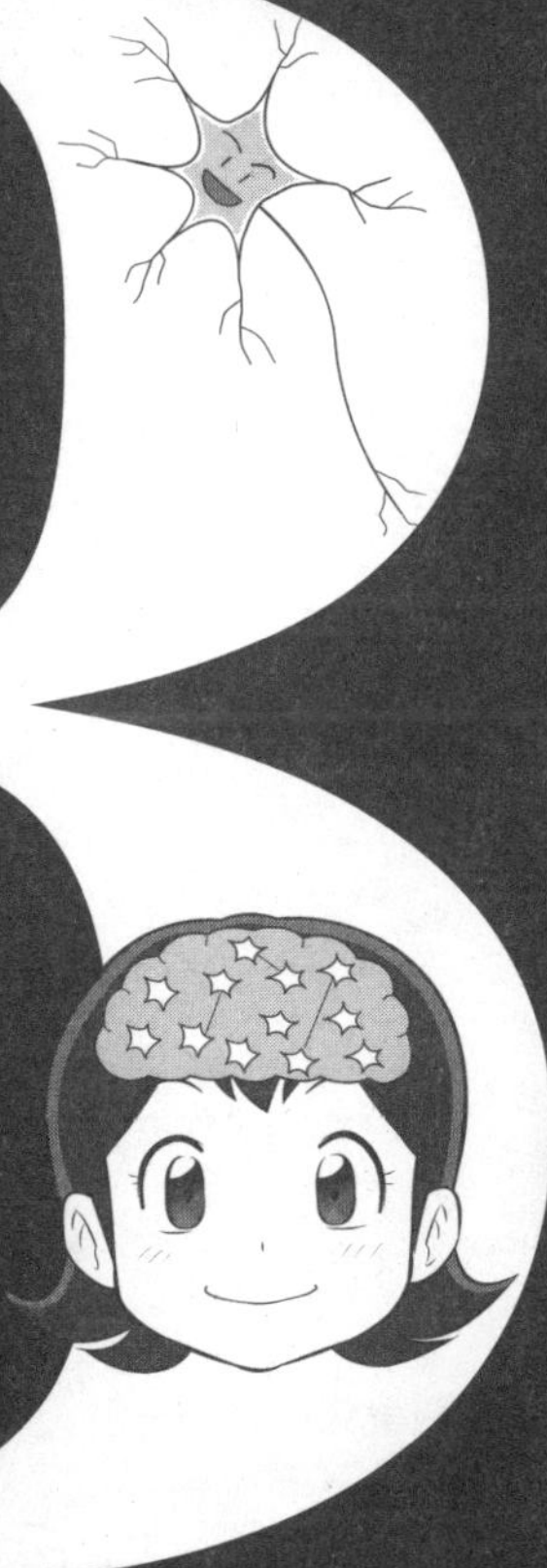

あした話《はな》したくなる

脳《のう》のふしぎ

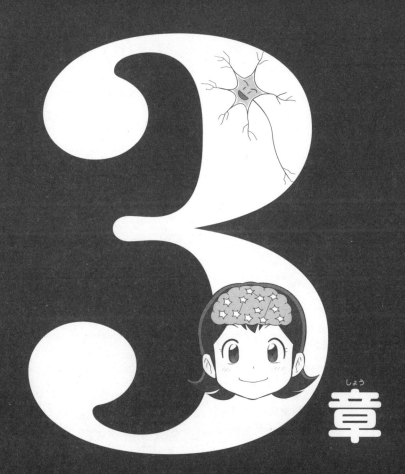

からだの司令塔《しれいとう》「脳《のう》」はすごい!

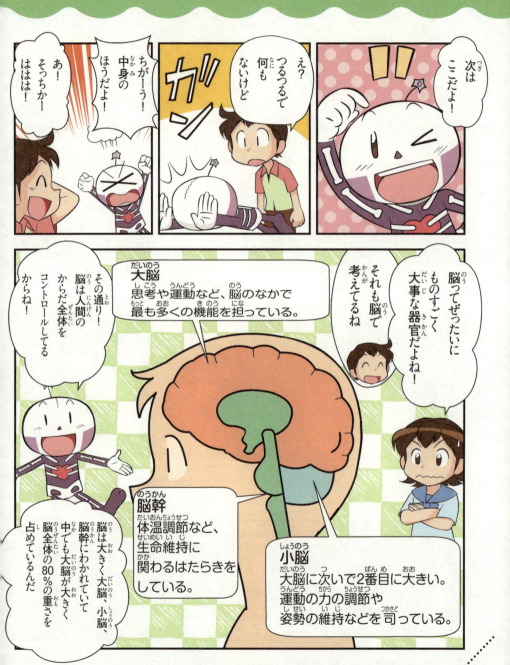

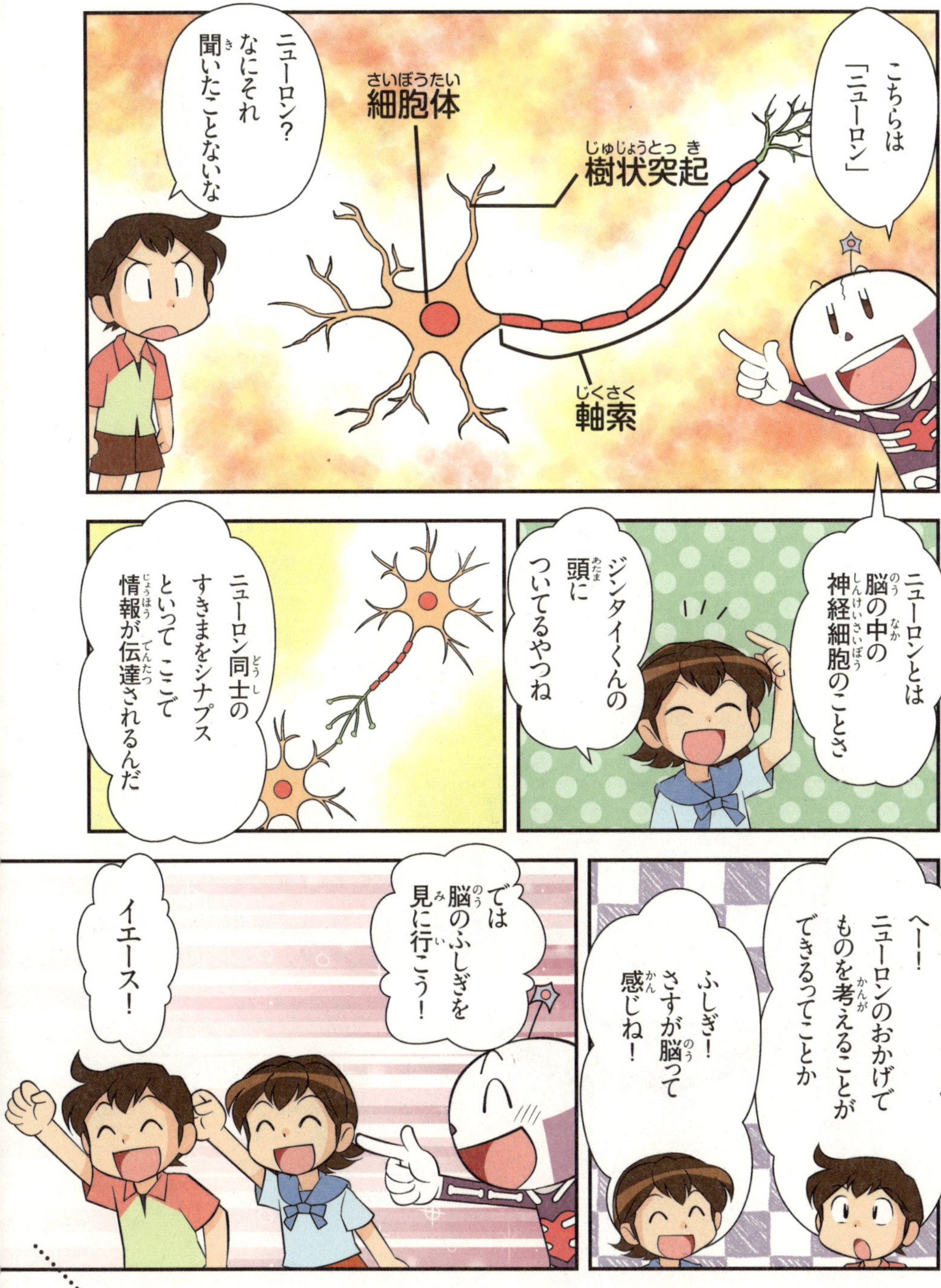
こちらは「ニューロン」
細胞体《さいぼうたい》
樹状突起《じゅじょうとっき》
軸索《じくさく》
ニューロン？ なにそれ 聞《き》いたことないな
ニューロンとは 脳《のう》の中《なか》の 神経細胞《しんけいさいぼう》のことさ
ジンタイくんの 頭《あたま》に ついてるやつね
ニューロン同士《どうし》の すきまをシナプス といって ここで 情報《じょうほう》が伝達《でんたつ》されるんだ
へー！ ニューロンのおかげで ものを考《かんが》えることが できるってことか
ふしぎ！ さすが脳《のう》って 感《かん》じね！
では 脳《のう》のふしぎを 見《み》に行《い》こう！
イエース！

脳《のう》のほとんどの部分《ぶぶん》が6歳《さい》までに完成《かんせい》する

大人《おとな》と小学《しょうがく》1年生《ねんせい》の頭《あたま》の大《おお》きさをくらべてみましょう。小学生《しょうがくせい》のほうが、ずっと頭《あたま》が小《ち》さいと思《おも》います。

でもじつは、脳《のう》の大《おお》きさはそれほど変《か》わりません。

生《う》まれたばかりの赤《あか》ちゃんの脳《のう》の重《おも》さは350〜400gで、リンゴ1個分《こぶん》くらいの重《おも》さです。

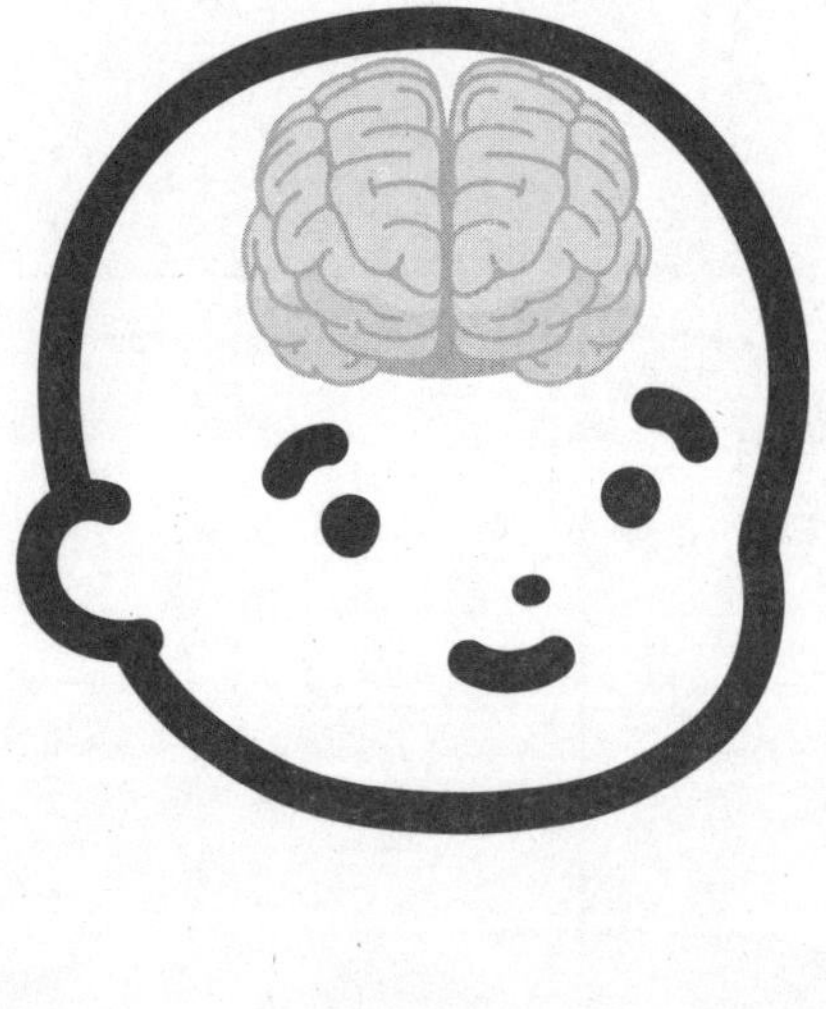

0歳《さい》

脳《のう》の重《おも》さは350～400g（リンゴ1個分《こぶん》）くらい。

一方《いっぽう》、6歳《さい》の子《こ》どもの脳《のう》の重《おも》さは、1200〜1400gくらい。大人《おとな》の脳《のう》の重《おも》さが1200〜1500gくらいなので、脳《のう》の90%以上《いじょう》は6歳《さい》までに成長《せいちょう》しているのです。

からだの大《おお》きさに対《たい》して、これほど脳《のう》が大《おお》きく、早《はや》く育《そだ》つ生《い》き物《もの》は人《ひと》だけです。人《ひと》の赤《あか》ちゃんが未熟《みじゅく》な状《じょう》態《たい》で生《う》まれてくるのも、じつはこれが理由《りゆう》。脳《のう》が完全《かんぜん》に成長《せいちょう》したあとでは、頭《あたま》が大《おお》きくなりすぎて、母親《ははおや》のおなかから出《で》てこられません。

だから、脳《のう》が小《ちい》さなうちに未熟《みじゅく》な状態《じょうたい》で生《う》まれてくるのです。

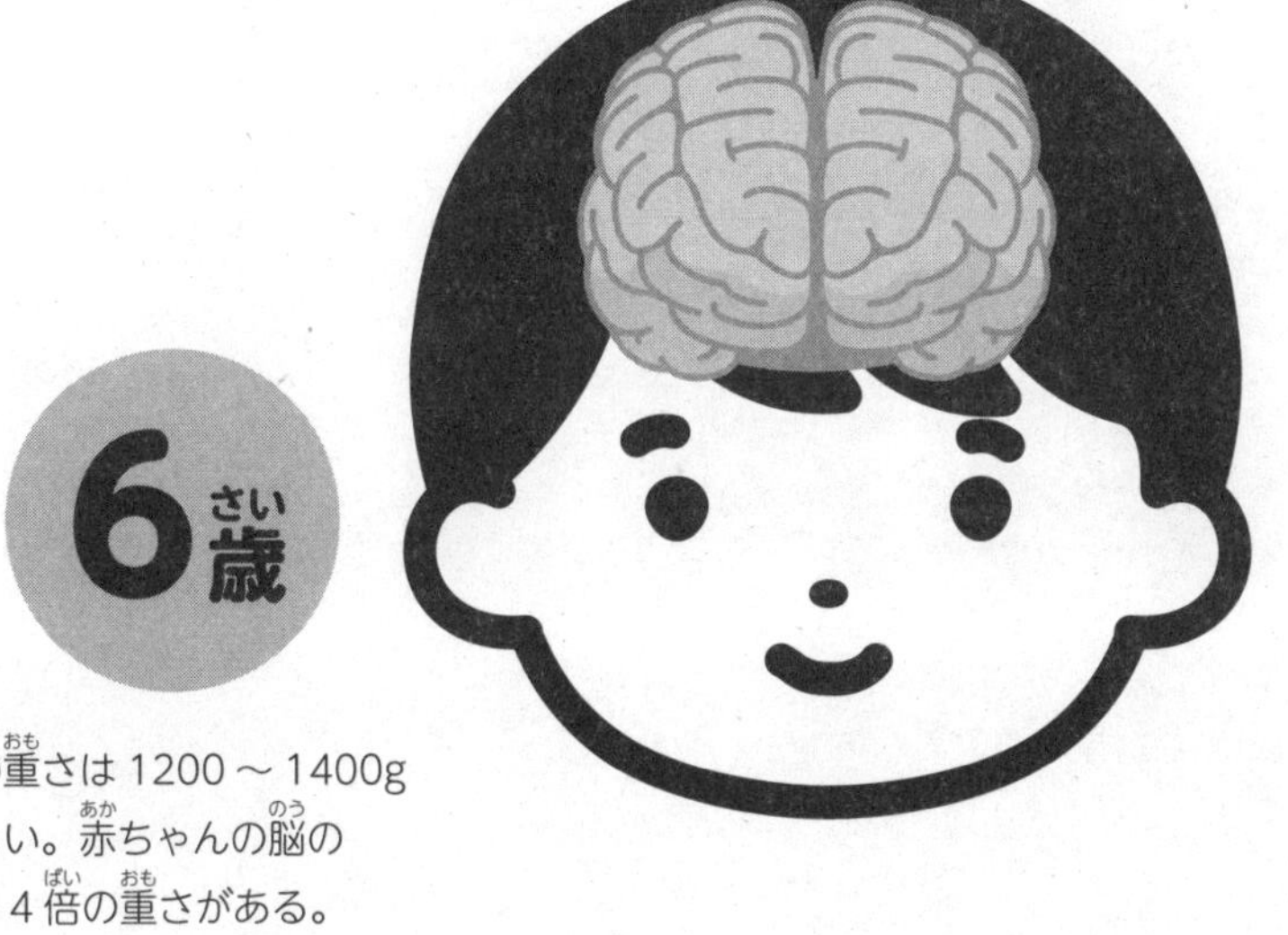

脳《のう》の重《おも》さは1200〜1400gくらい。赤《あか》ちゃんの脳《のう》の3〜4倍《ばい》の重《おも》さがある。

大脳《だいのう》のしわをのばすと新聞紙《しんぶんし》1ページ分《ぶん》になる

脳《のう》は、ものを考《かんが》えたり、運動《うんどう》したり、息《いき》をしたりといった人間《にんげん》のあらゆる活動《かつどう》をコントロールしている、とても大切《たいせつ》な器官《きかん》です。

そのなかでも、いちばん大《おお》きいのが「大脳《だいのう》」です。

大脳《だいのう》は、ものを考《かんが》えるときに使《つか》う脳《のう》です。考《かんが》える、見《み》る、話《はな》す、聞《き》く、思《おも》い出《だ》すといったときに活《かっ》発《ぱつ》に働《はたら》きます。

大脳《だいのう》を見《み》ると、ぐにょぐにょとしたしわがあるのがわかります。これは、折《お》りたたまれて頭《あたま》の中《なか》に入《はい》っているからです。

このしわをのばしてみると、なんと新聞紙《しんぶんし》１ページ分《ぶん》の大《おお》きさ（約《やく》2200㎠）にもなります。

小《ちい》さな頭《あたま》に、これだけの脳《のう》がつまっているので、人間《にんげん》はとても知《ち》的《てき》な活動《かつどう》ができるのです。

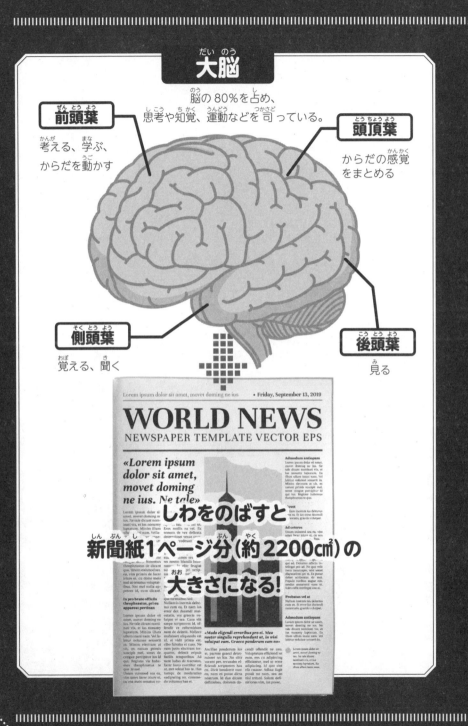

大脳《だいのう》

脳《のう》の 80%を占《し》め、
思考《しこう》や知覚《ちかく》、運動《うんどう》などを司《つかさど》っている。

前頭葉《ぜんとうよう》

考《かんが》える、学《まな》ぶ、
からだを動《うご》かす

頭頂葉《とうちょうよう》

からだの感覚《かんかく》
をまとめる

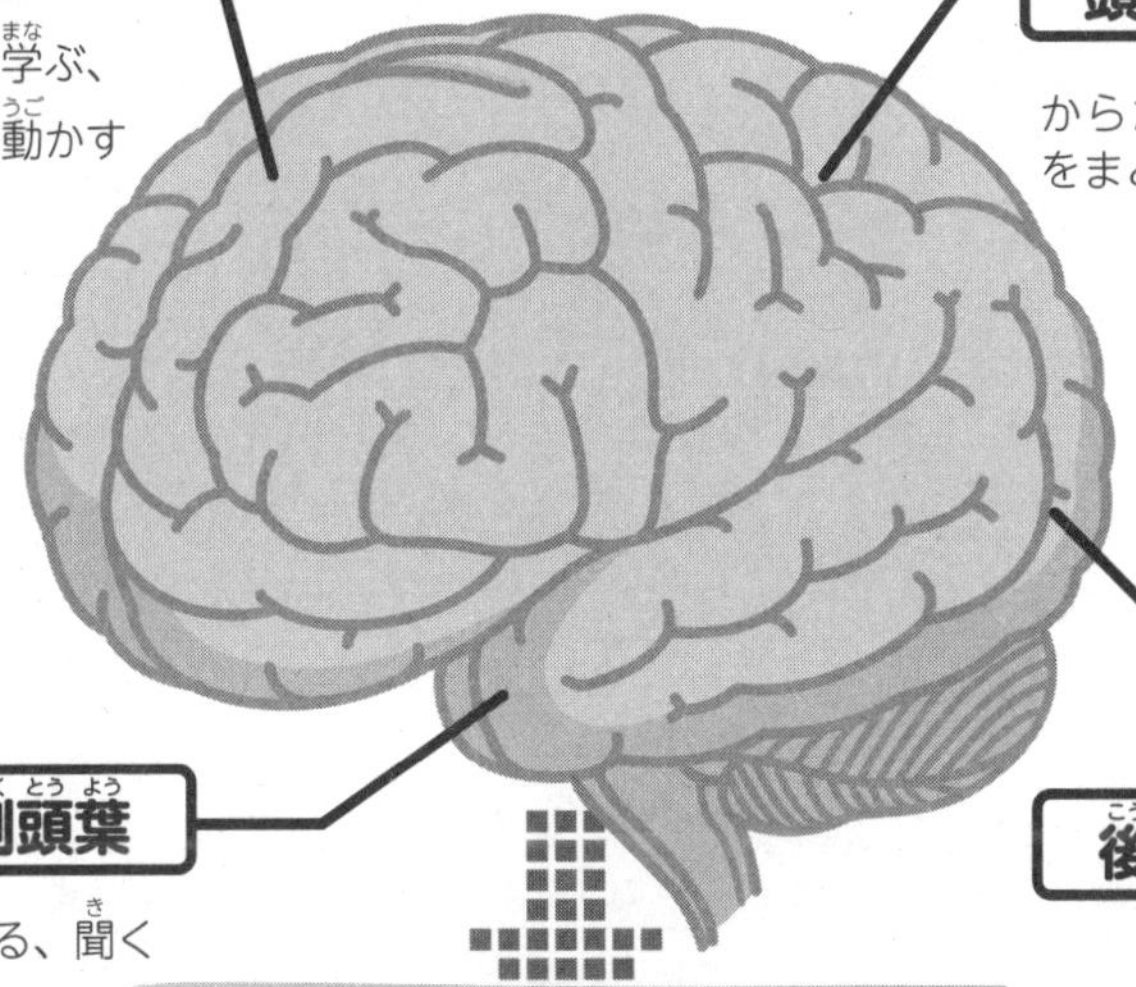

側頭葉《そくとうよう》

覚《おぼ》える、聞《き》く

後頭葉《こうとうよう》

見《み》る

しわをのばすと
新聞紙《しんぶんし》1ページ分《ぶん》(約《やく》2200㎠)の
大《おお》きさになる!

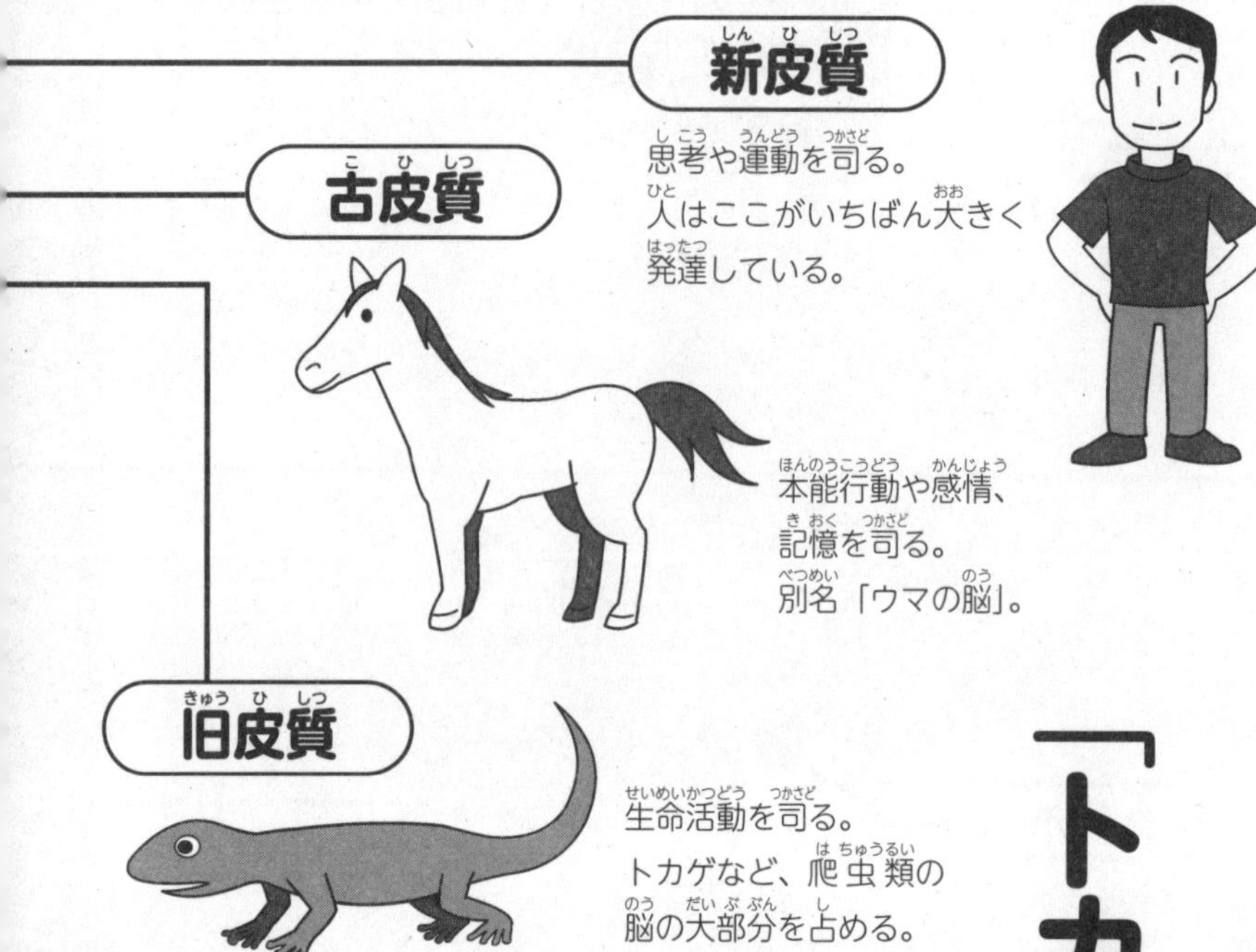

人《ひと》の脳《のう》の中《なか》には「トカゲの脳《のう》」がある

人《ひと》の脳《のう》は、何千万年《なんぜんまんねん》という長《なが》い時間《じかん》をかけて、だんだん大《おお》きくなりました。脳《のう》を縦《たて》に切《き》ってみると、そのことがよくわかります。

脳《のう》はちょうど、皮《かわ》が厚《あつ》くてあんこが少《すく》ないイチゴ大福《だいふく》のようなつくりをしています。

いちばん外側《そとがわ》の皮《かわ》の部分《ぶぶん》は「新《しん》皮質《ひしつ》」といって、考《かんが》える、学《まな》ぶと

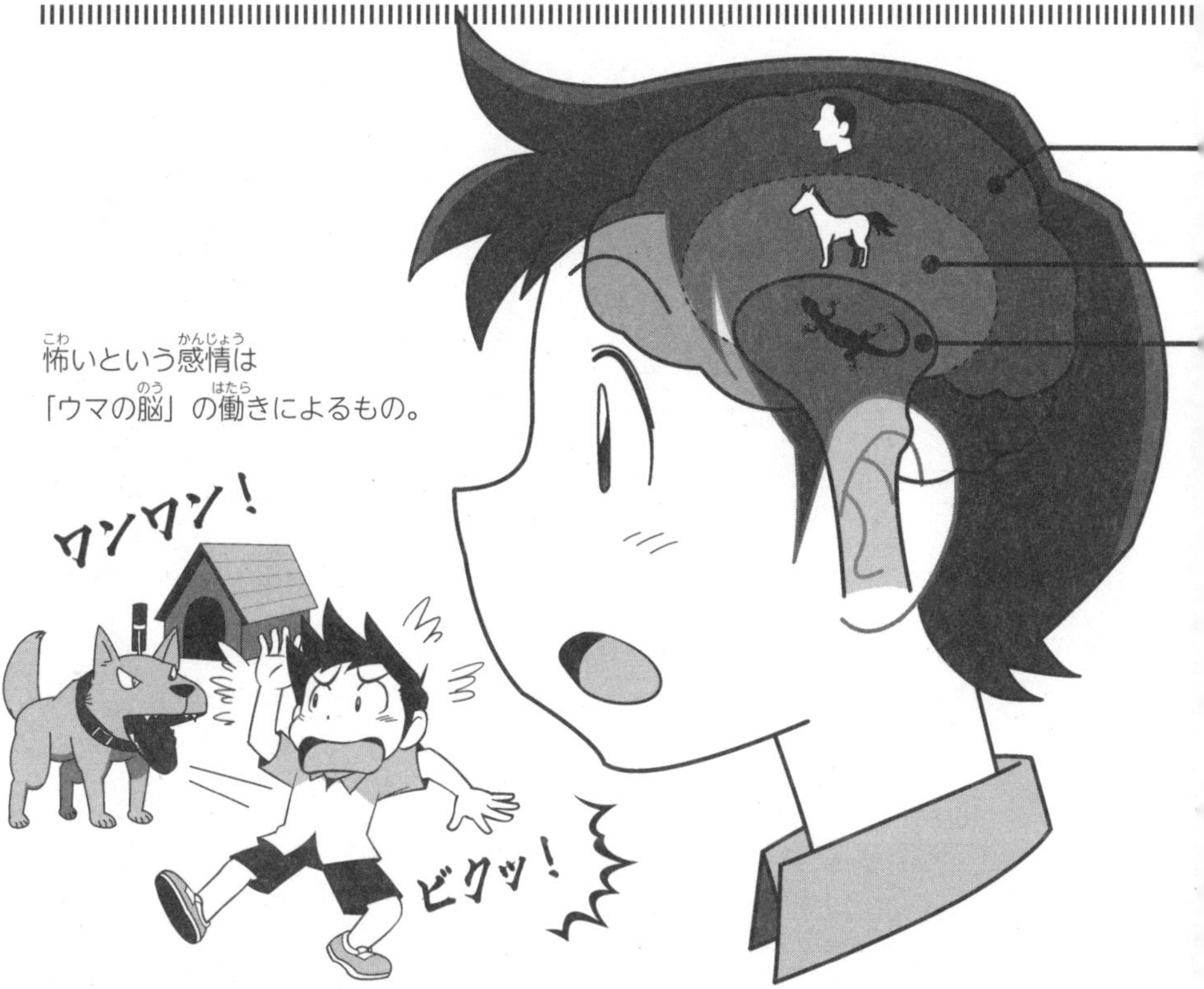

怖《こわ》いという感情《かんじょう》は
「ウマの脳《のう》」の働《はたら》きによるもの。

いった人《ひと》らしい活動《かつどう》をになっています。その内側《うちがわ》のあんこの部分《ぶぶん》にあるのが「古皮質《こひしつ》」です。これは、食《た》べる、寝《ね》るといった本能行動《ほんのうこうどう》や、喜《よろこ》び、悲《かな》しみ、恐怖《きょうふ》といった感情《かんじょう》をになっています。

さらに内側《うちがわ》のイチゴの部分《ぶぶん》にあるのが「旧皮質《きゅうひしつ》」で、生命活動《せいめいかつどう》を司《つかさど》ります。旧皮質《きゅうひしつ》は、人《ひと》が生《う》まれるずっと前《まえ》、恐竜《きょうりゅう》がいた時代《じだい》からありました。そのため別名《べつめい》「トカゲの脳《のう》」といわれます。

最初《さいしょ》は小《ちい》さかった脳《のう》ですが、進《しん》化《か》とともに新《あたら》しい層《そう》（皮質《ひしつ》）が発達《はったつ》し、今《いま》のように大《おお》きくなりました。

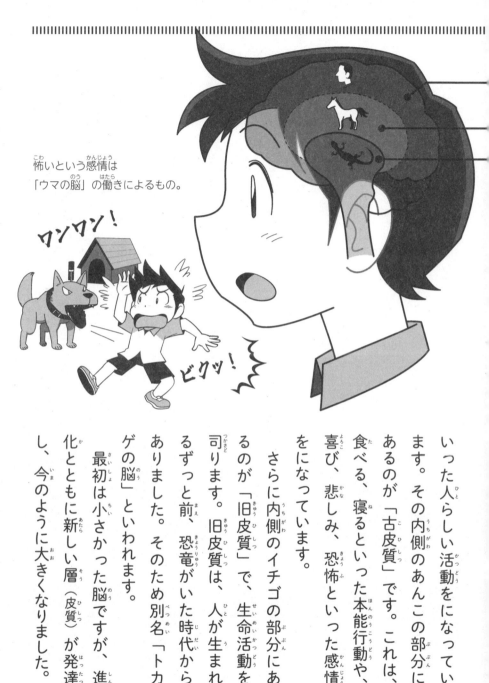

一度《いちど》に覚《おぼ》えられる情報《じょうほう》は7つくらいまで

自分《じぶん》の名前《なまえ》の漢字《かんじ》は書《か》けるのに、最近《さいきん》習《なら》った漢字《かんじ》は忘《わす》れてしまった。きっと多《おお》くの人《ひと》が、こんな経験《けいけん》をしたことがあると思《おも》います。

記憶《きおく》には短期記憶《たんききおく》と長期記憶《ちょうききおく》があります。短期記憶《たんききおく》は、一時的《いちじてき》に覚《おぼ》えている記憶《きおく》のこと。習《なら》いたての漢字《かんじ》などは、短期記憶《たんききおく》の状態《じょうたい》です。

この短期記憶《たんききおく》は、脳《のう》の「海馬《かいば》」という部分《ぶぶん》に一時保存《いちじほぞん》されます。しかし、一度《いちど》に覚《おぼ》えられる情報《じょうほう》は7〜9つくらいが限界《げんかい》だといわれています（4つくらいまでという研究結果《けんきゅうけっか》もあります）。

そこで忘《わす》れたくないときは、覚《おぼ》えたいことをくり返《かえ》し書《か》いたり、言《い》ったりしてみましょう。すると、海馬《かいば》が情報《じょうほう》を大脳皮質《だいのうひしつ》に送《おく》り、長期記憶《ちょうきおく》になるかもしれません。

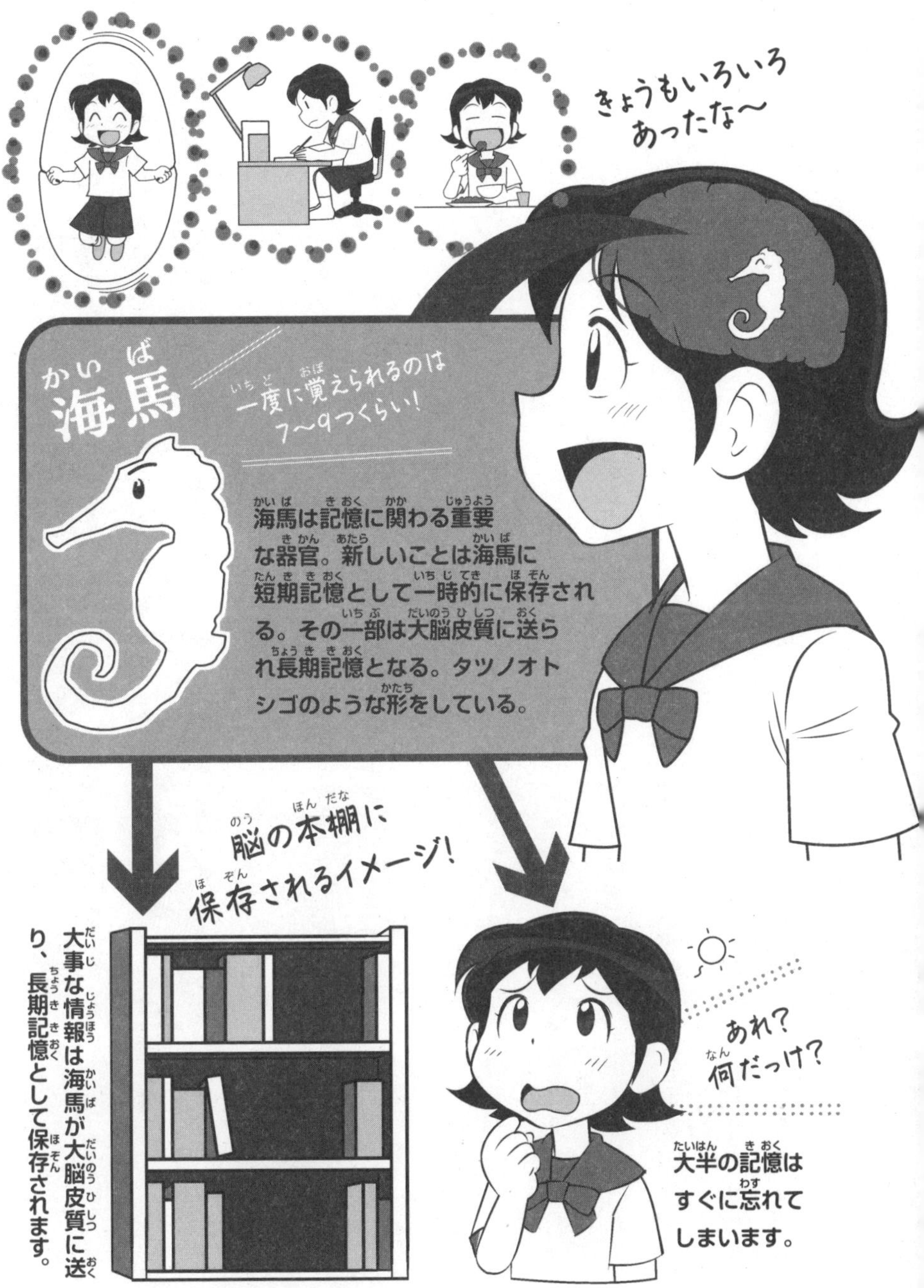
きょうもいろいろあったな〜

海馬《かいば》
一度《いちど》に覚《おぼ》えられるのは7〜9つくらい!

海馬《かいば》は記憶《きおく》に関《かか》わる重要《じゅうよう》な器官《きかん》。新《あたら》しいことは海馬《かいば》に短期記憶《たんききおく》として一時的《いちじてき》に保存《ほぞん》される。その一部《いちぶ》は大脳皮質《だいのうひしつ》に送られ長期記憶《ちょうききおく》となる。タツノオトシゴのような形《かたち》をしている。

脳《のう》の本棚《ほんだな》に保存《ほぞん》されるイメージ!

大事《だいじ》な情報《じょうほう》は海馬《かいば》が大脳皮質《だいのうひしつ》に送《おく》り、長期記憶《ちょうききおく》として保存《ほぞん》されます。

あれ? 何《なん》だっけ?

大半《たいはん》の記憶《きおく》はすぐに忘《わす》れてしまいます。

痛《いた》みが脳《のう》に伝《つた》わる速度《そくど》は他《ほか》の感覚《かんかく》に比《くら》べて意外《いがい》と遅《おそ》い

指《ゆび》を切《き》ったときの「痛《いた》い！」という感覚《かんかく》は脳《のう》が感《かん》じています。手《て》をけがしたのに、なぜ脳《のう》が痛《いた》いと感《かん》じるのでしょう。それは神経《しんけい》を通《つう》じて、手《て》の刺激《しげき》が脳《のう》に届《とど》けられるからです。

神経《しんけい》は、からだのあらゆる部分《ぶぶん》の感覚《かんかく》を脳《のう》に伝《つた》えたり、逆《ぎゃく》に脳《のう》からの命令《めいれい》をからだに伝《つた》えたりしています。

たとえば指先《ゆびさき》を切《き》ったとき、その刺激《しげき》は手《て》から脊髄《せきずい》、脊髄《せきずい》から視床《ししょう》、さらに大脳皮質《だいのうひしつ》へと、3つの神経《しんけい》を通《とお》って脳《のう》に伝《つた》えられます。

私《わたし》たちはけがをしたと同時《どうじ》に痛《いた》みを感《かん》じると思《おも》っていますが、じつは痛《いた》みが脳《のう》に伝《つた》わる速《はや》さは速《はや》くても時速《そく》70㎞ほど。一方《いっぽう》、他《ほか》の感覚《かんかく》、たとえば触覚《しょっかく》は最速《さいそく》360㎞もあり、痛《いた》みの約《やく》5倍《ばい》の速《はや》さで脳《のう》に伝《つた》わっています。痛《いた》みが伝《つた》わるスピードは意外《いがい》と遅《おそ》いのです。

痛《いた》みのスピードは他《ほか》の感覚《かんかく》に比《くら》べて意外《いがい》と遅《おそ》い!

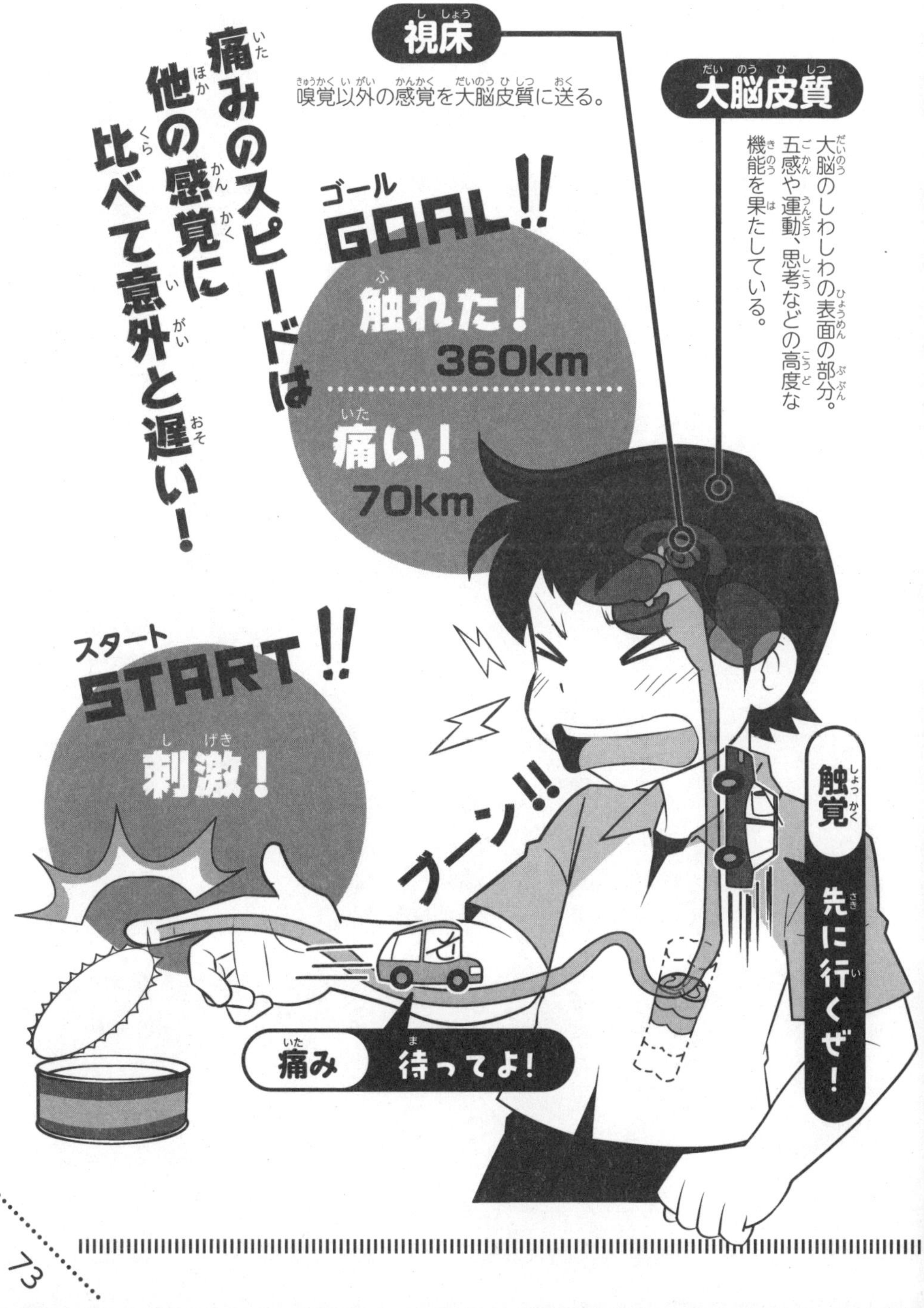

ゴム手袋《てぶくろ》が本物《ほんもの》の手《て》のように思《おも》えてくる実験《じっけん》がある

「ラバーハンド錯覚《さっかく》」といいます。実際《じっさい》にやってみましょう。

①ゴム手袋《てぶくろ》に空気《くうき》を入《い》れてふくらませたら、輪《わ》ゴムで口《くち》を閉《と》じます

②体験《たいけん》する人《ひと》と手伝《てつだ》う人《ひと》が、机《つくえ》をはさんで向《む》かい合《あ》って座《すわ》ります

③体験《たいけん》する人《ひと》は、右腕《みぎうで》を机《つくえ》の上《うえ》にのせます。そのあと、右腕《みぎうで》と顔《かお》の間《あいだ》についたてを置《お》いて、自分《じぶん》の右手《みぎて》が見《み》えないようにします

これで準備《じゅんび》は終《お》わりです。手伝《てつだ》う人《ひと》は、両手《りょうて》に筆《ふで》を持《も》って、ゴム手袋《てぶくろ》と体験《たいけん》する人《ひと》の右手《みぎて》を同《おな》じようになで続《つづ》けてください。その間《あいだ》、体験《たいけん》する人《ひと》はゴム手袋《てぶくろ》を見《み》つめ続《つづ》けます。すると、ゴム手袋《てぶくろ》が自分《じぶん》の手《て》のように感《かん》じられてきます。もし錯覚《さっかく》が起《お》きないときは、本物《ほんもの》の手《て》とゴム手袋《てぶくろ》の口《くち》にかかるように、肩《かた》から布《ぬの》をかぶせてみてください。

手伝《てつだ》う人《ひと》はゴム手袋《てぶくろ》と体験《たいけん》する人《ひと》の
右手《みぎて》を同《おな》じように筆《ふで》でなでる。

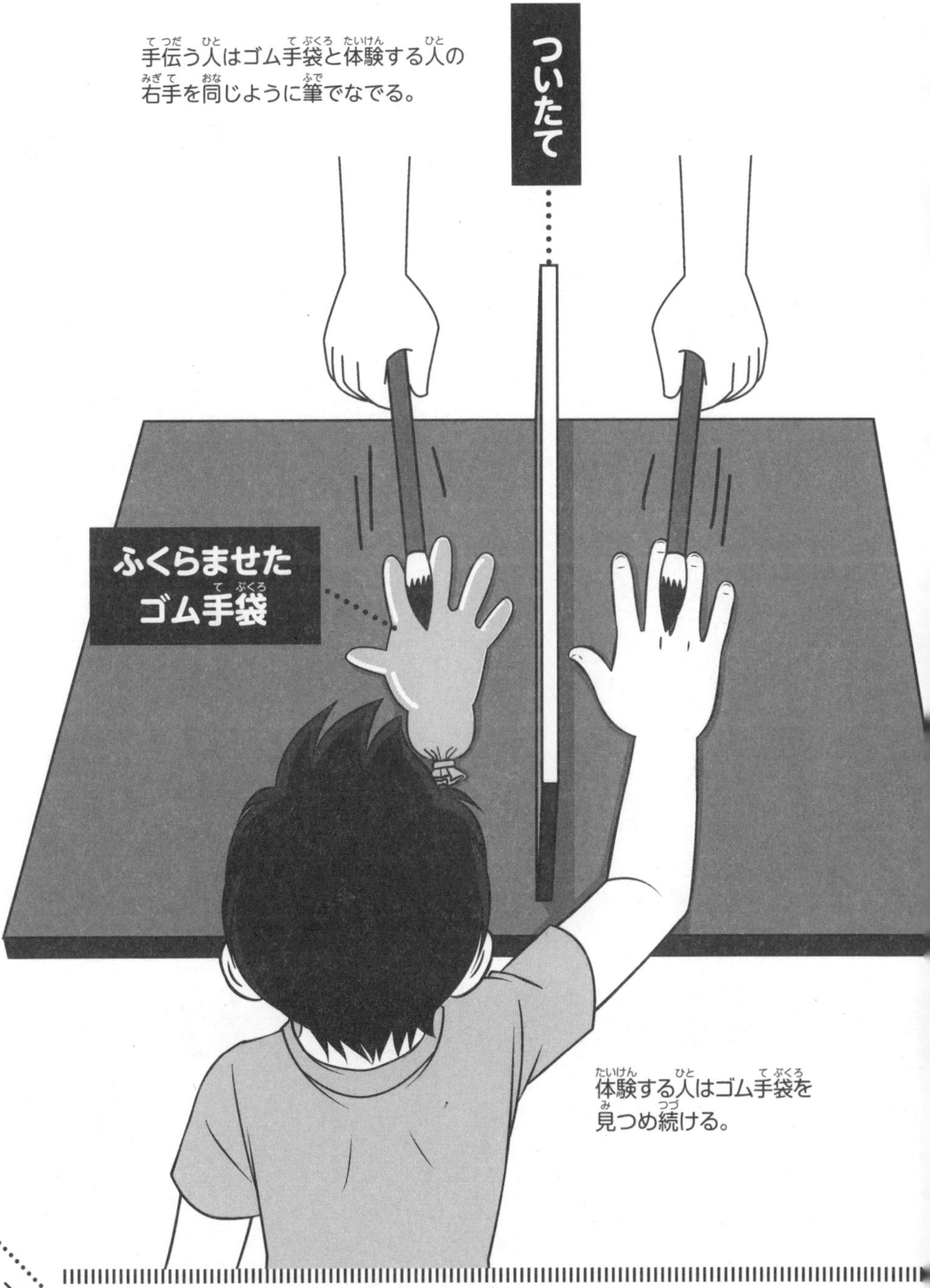

体験《たいけん》する人《ひと》はゴム手袋《てぶくろ》を
見《み》つめ続《つづ》ける。

手術着《しゅじゅつぎ》が青《あお》や緑《みどり》なのは「おばけ」が出《で》るのを防《ふせ》ぐため

ドラマの手術《しゅじゅつ》のシーンを見《み》ると、お医者《いしゃ》さんたちは、青《あお》や緑《みどり》の手術着《しゅじゅつぎ》を着《き》ています。これは、「おばけ」が見《み》えるのを防《ふせ》ぐためです。

じつは、同《おな》じ色《いろ》を長《なが》い時間《じかん》見続《みつづ》けてから、白《しろ》いものを見《み》ると、もやもやとしたおばけのような影《かげ》が目《め》に映《うつ》ります。これを「残像《ざんぞう》」といいます。

残像《ざんぞう》の見《み》え方《かた》には「ずーっと見《み》ていた色《いろ》の反対《はんたい》の色《いろ》（補色《ほしょく》）が見《み》える」という法則《ほうそく》があります。たとえば、赤《あか》なら緑《みどり》の残像《ざんぞう》が、黄《き》なら青紫《あおむらさき》の残《ざん》像《ぞう》が見《み》えるのです。

手術中《しゅじゅつちゅう》、お医者《いしゃ》さんたちはずっと赤色《あかいろ》（血《ち》の色《いろ》）を見続《みつづ》けています。もしも手術着《しゅじゅつぎ》が白《しろ》だったら、緑《みどり》の残像《ざんぞう》が見《み》えて気《き》が散《ち》ってしまいますよね。青《あお》や緑《みどり》の手術着《しゅじゅつぎ》なら、赤色《あかいろ》の残像《ざんぞう》である緑《みどり》が目立《めだ》たなくなる、というわけです。

もしも手《しゅ》術《じゅつ》着《ぎ》が白《しろ》色《いろ》だったら……
おばけのような影《かげ》が見《み》えてしまう

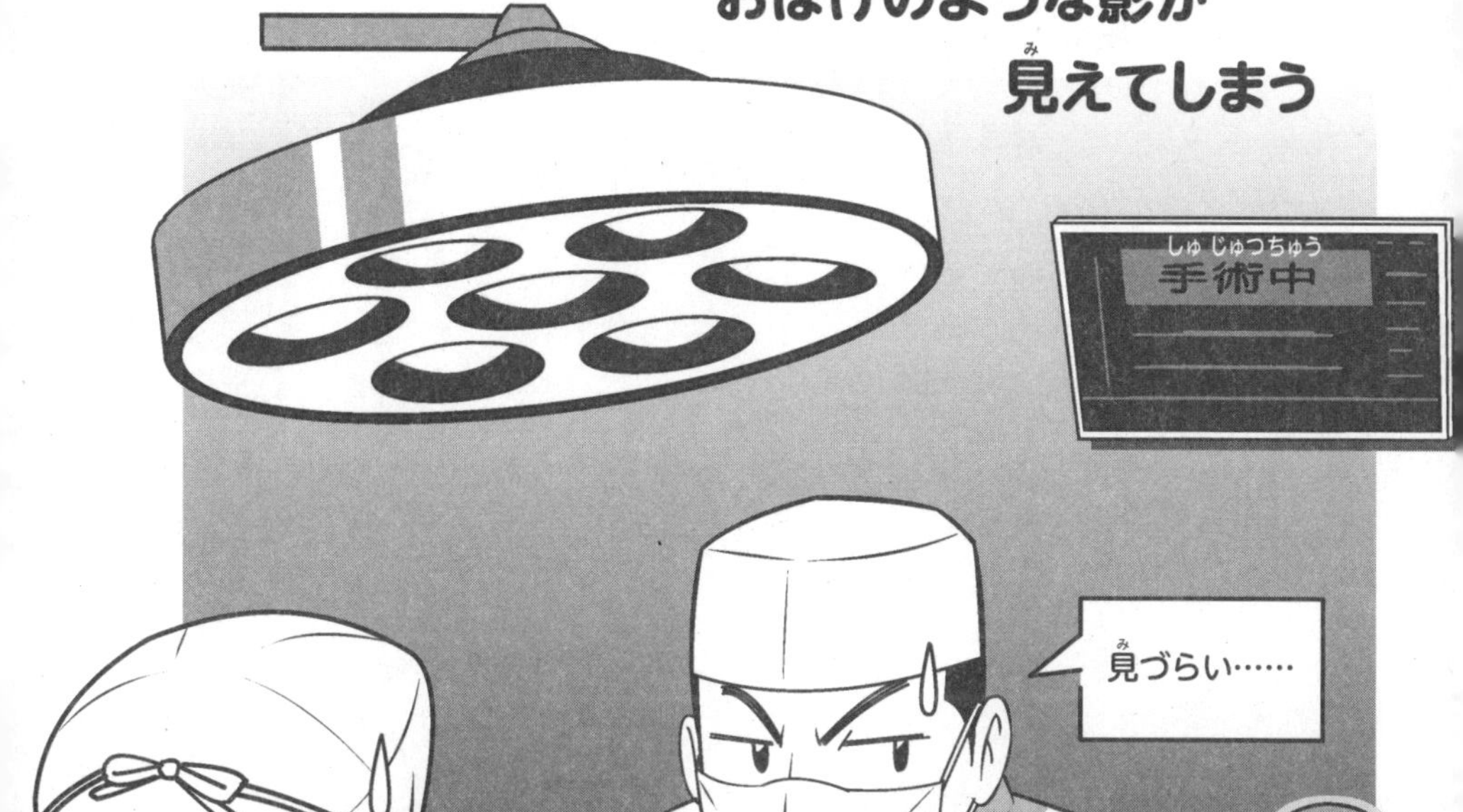

補《ほ》色《しょく》ってなに?

色相環《しきそうかん》（さまざまな色《いろ》を輪《わ》っか状《じょう》に並《なら》べたもの）で対面《たいめん》の位置《いち》にある色《いろ》のこと。混《ま》ぜるとグレーになる。

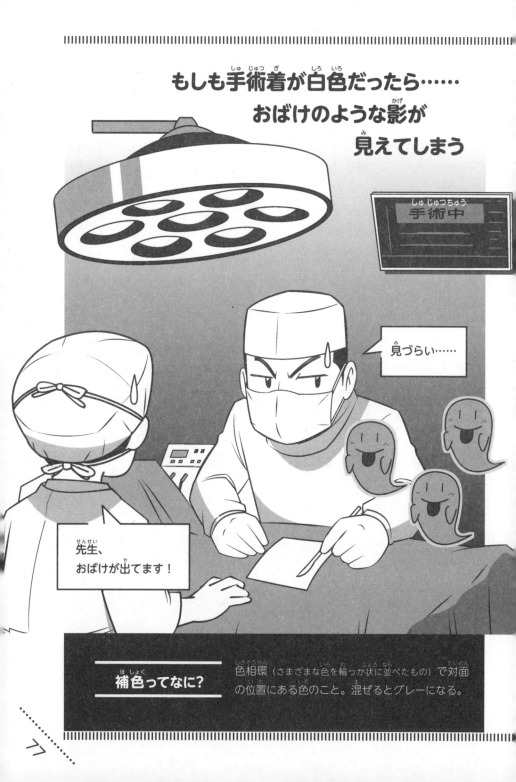

目《め》には風景《ふうけい》が逆《さか》さまに映《うつ》っている

私《わたし》たちは、物《もの》がはね返《かえ》した光《ひかり》を目《め》でとらえ、その光《ひかり》の強《つよ》さや色《いろ》などの情報《じょうほう》を脳《のう》に送《おく》ることで物《もの》を見《み》ています。

ところが、目《め》がとらえている物《もの》の形《かたち》は、じつは現実《げんじつ》の物《もの》とは上下左右《じょうげさゆう》が逆《さか》さまなのです。

物《もの》がはね返《かえ》した光《ひかり》は、目《め》に入《はい》るときに「水晶体《すいしょうたい》」というレンズを通過《つうか》します。このとき光《ひかり》が折《お》れ曲《ま》がることで、目《め》の奥《おく》にある光《ひかり》を感《かん》じ取《と》る細胞《さいぼう》(網膜《もうまく》)には、現実《げんじつ》とは上下左右《じょうげさゆう》が逆《ぎゃく》になって光《ひかり》が届《とど》けられます。犬《いぬ》なら下《した》に頭《あたま》が、上《うえ》に足《あし》があるように見《み》えているわけです。

ではなぜ、私《わたし》たちが見《み》ている映像《えいぞう》は上下左右逆《じょうげさゆうさか》さまになっていないのでしょうか。それは目《め》から届《とど》けられた光《ひかり》の情報《じょうほう》を、脳《のう》がふたたび上下左右《じょうげさゆう》を反《はん》転《てん》させて、現実《げんじつ》と同《おな》じになるように修《しゅう》正《せい》しているからです。

リアルタイムで時差《じさ》なく映像《えいぞう》を修正《しゅうせい》しているなんてすごいですね。

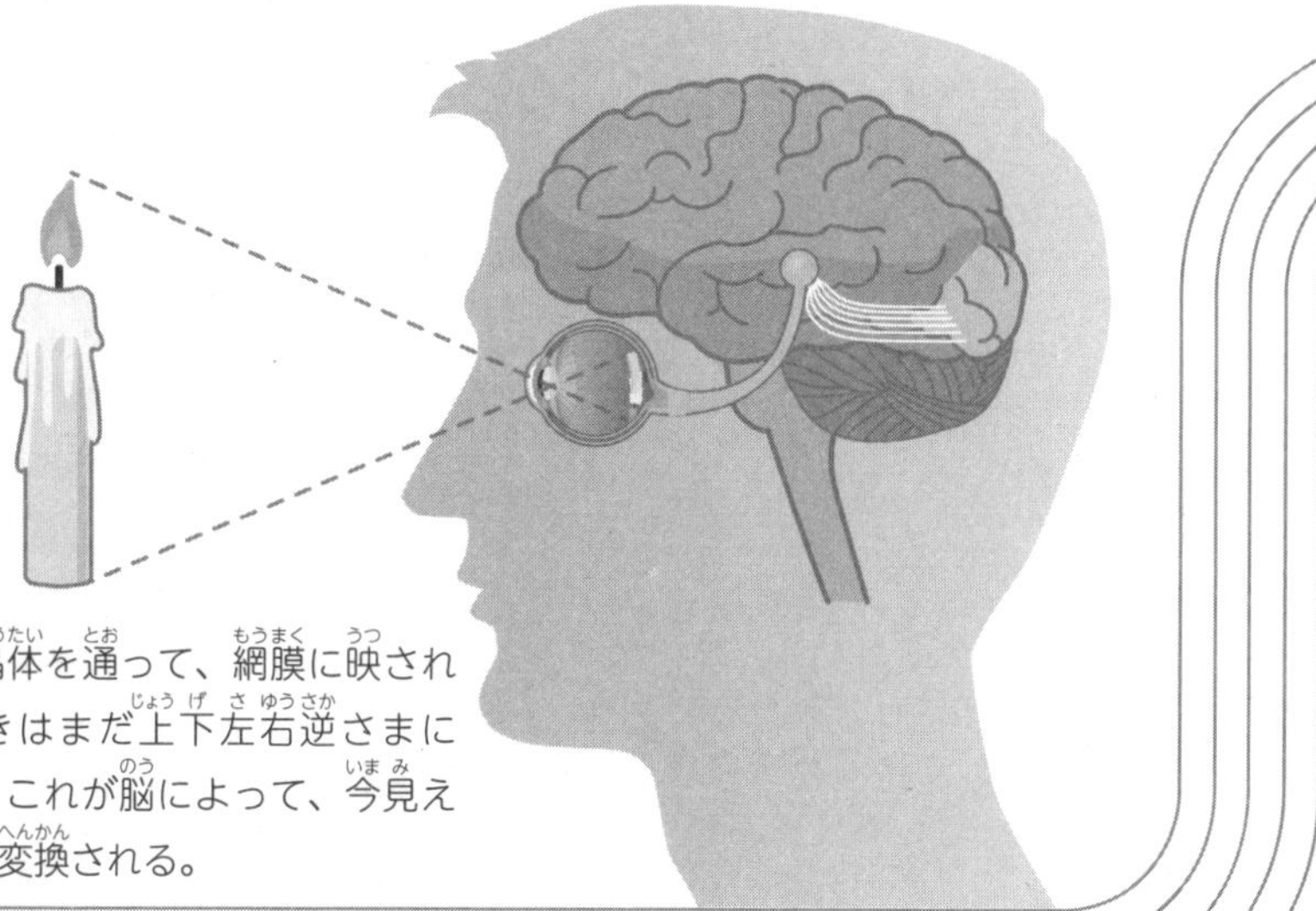

光《ひかり》は目《め》の水晶体《すいしょうたい》を通《とお》って、網膜《もうまく》に映《うつ》される。このときはまだ上下左右逆《じょうげさゆうさか》さまに映《うつ》っている。これが脳《のう》によって、今見《いまみ》えているように変換《へんかん》される。

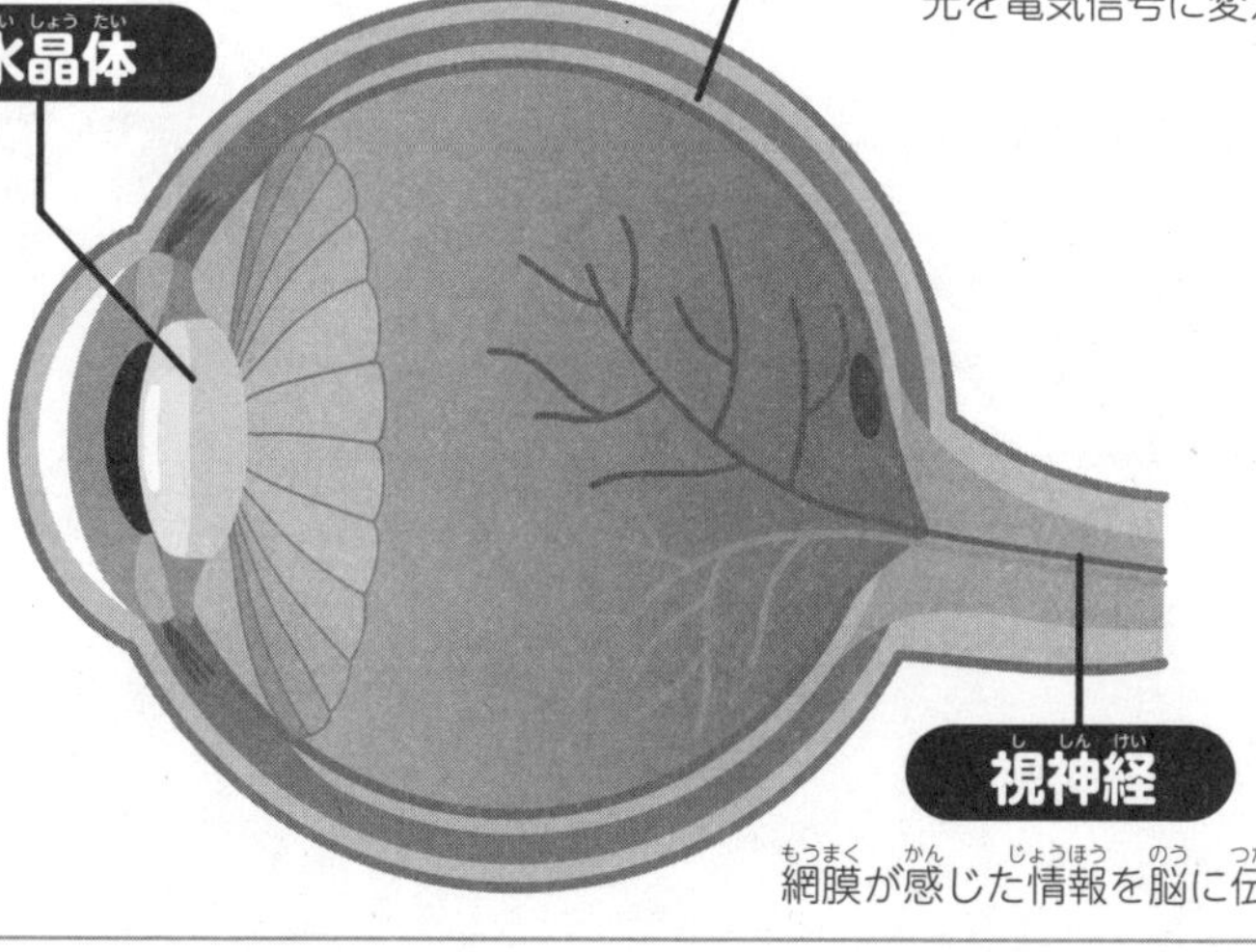
目《め》に入《はい》ってくる光《ひかり》を曲《ま》げ、網膜《もうまく》に映《うつ》す。
網膜《もうまく》
目《め》の奥《おく》にある光《ひかり》を感《かん》じる器官《きかん》。網膜上《もうまくじょう》の視細胞《しさいぼう》が光《ひかり》を電気信号《でんきしんごう》に変《か》える。
網膜《もうまく》が感《かん》じた情報《じょうほう》を脳《のう》に伝《つた》える。

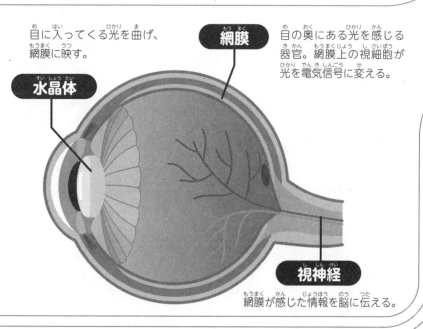

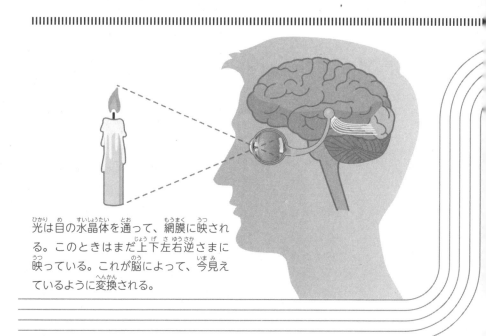

見《み》えているものの一部《いちぶ》は脳《のう》がつくったニセの映像《えいぞう》

私《わたし》たちが見《み》ている映像《えいぞう》は、物《もの》がはね返《かえ》した光《ひかり》を目《め》でとらえたものです。

目《め》の奥《おく》には、光《ひかり》を感《かん》じる細胞《さいぼう》がたくさん並《なら》んでいます。この細胞《さいぼう》から、神経《しんけい》を通《つう》じて光《ひかり》の強《つよ》さや色《いろ》などの情報《じょうほう》が脳《のう》に送《おく》られることで、映像《えいぞう》として見《み》えています。

ところが、目《め》と神経《しんけい》がつながっている部分《ぶぶん》には、光《ひかり》を感《かん》じる細胞《さいぼう》があ

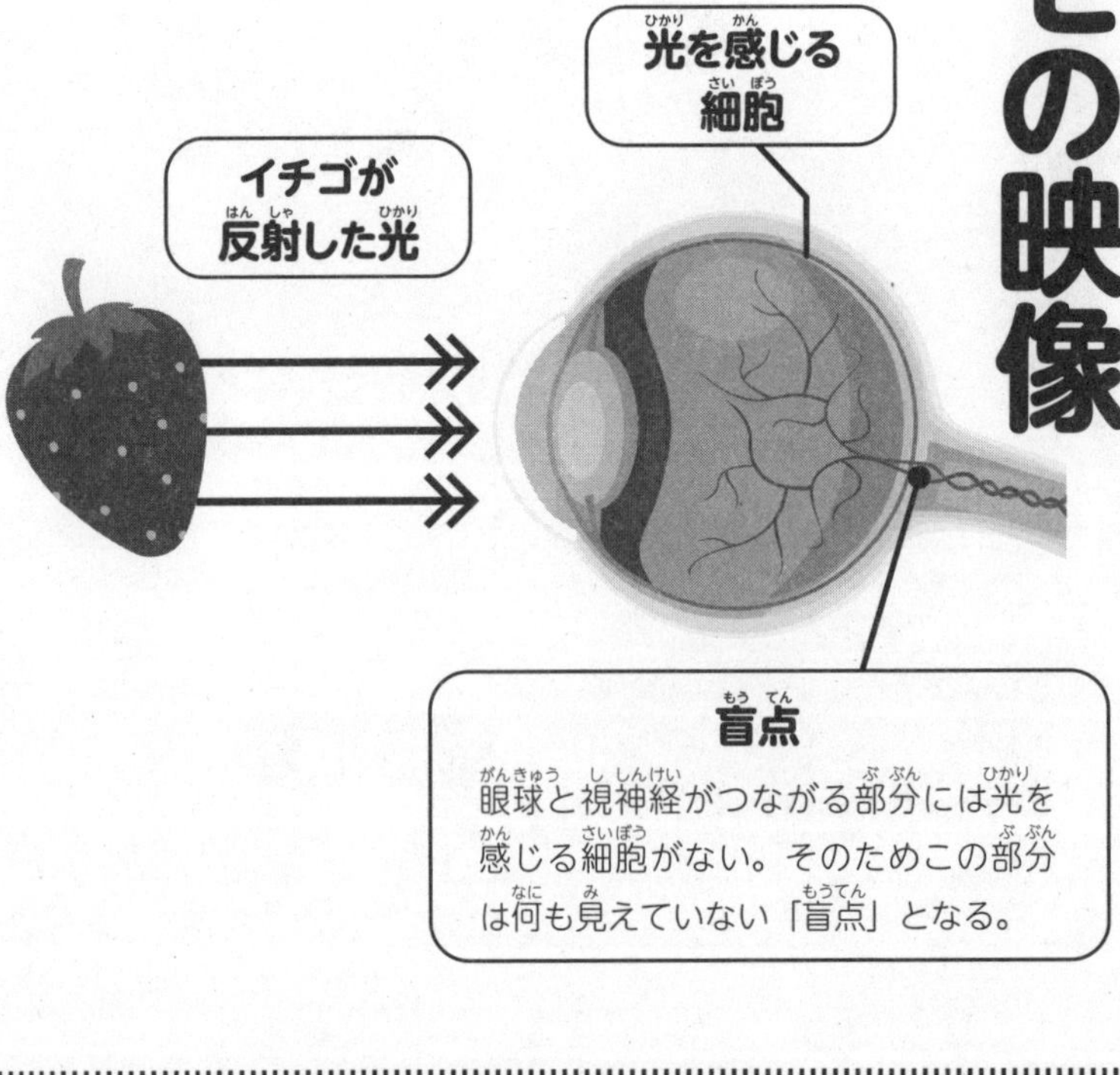

りません。そのため本当《ほんとう》は、目《め》で見《み》ている映像《えいぞう》の一部《いちぶ》は小《ちい》さな穴《あな》が開《あ》いたように何《なに》も見《み》えていません。これを「盲点《もうてん》」といいます。

でも、そんな穴《あな》のようなものはどこにも見《み》えませんよね？

それは、何《なに》も見《み》えていない部分《ぶぶん》を、脳《のう》がまわりの情報《じょうほう》から判断《はんだん》して、ニセの映像《えいぞう》で補《おぎな》ってくれているからです。

「そんなばかな」と思《おも》う人《ひと》は、下《した》の図《ず》で盲点《もうてん》をたしかめてみましょう。

私《わたし》たちが脳《のう》にだまされていることが、よくわかると思《おも》います。

盲点《もうてん》をたしかめてみよう！

1 上《うえ》の図《ず》にできるだけ顔《かお》を近《ちか》づける

2 右目《みぎめ》を閉《と》じて、左目《ひだりめ》で十字《じゅうじ》の印《しるし》を見《み》る

3 十字《じゅうじ》を見《み》ながらゆっくりと図《ず》から顔《かお》を遠《とお》ざけていく

途中《とちゅう》で、☆印《じるし》が見《み》えなくなるポイントが盲点《もうてん》。本当《ほんとう》は見《み》えていないけれど、脳《のう》がまわりの色《いろ》から黒色《くろいろ》だと判断《はんだん》してニセの映像《えいぞう》を見《み》せている。

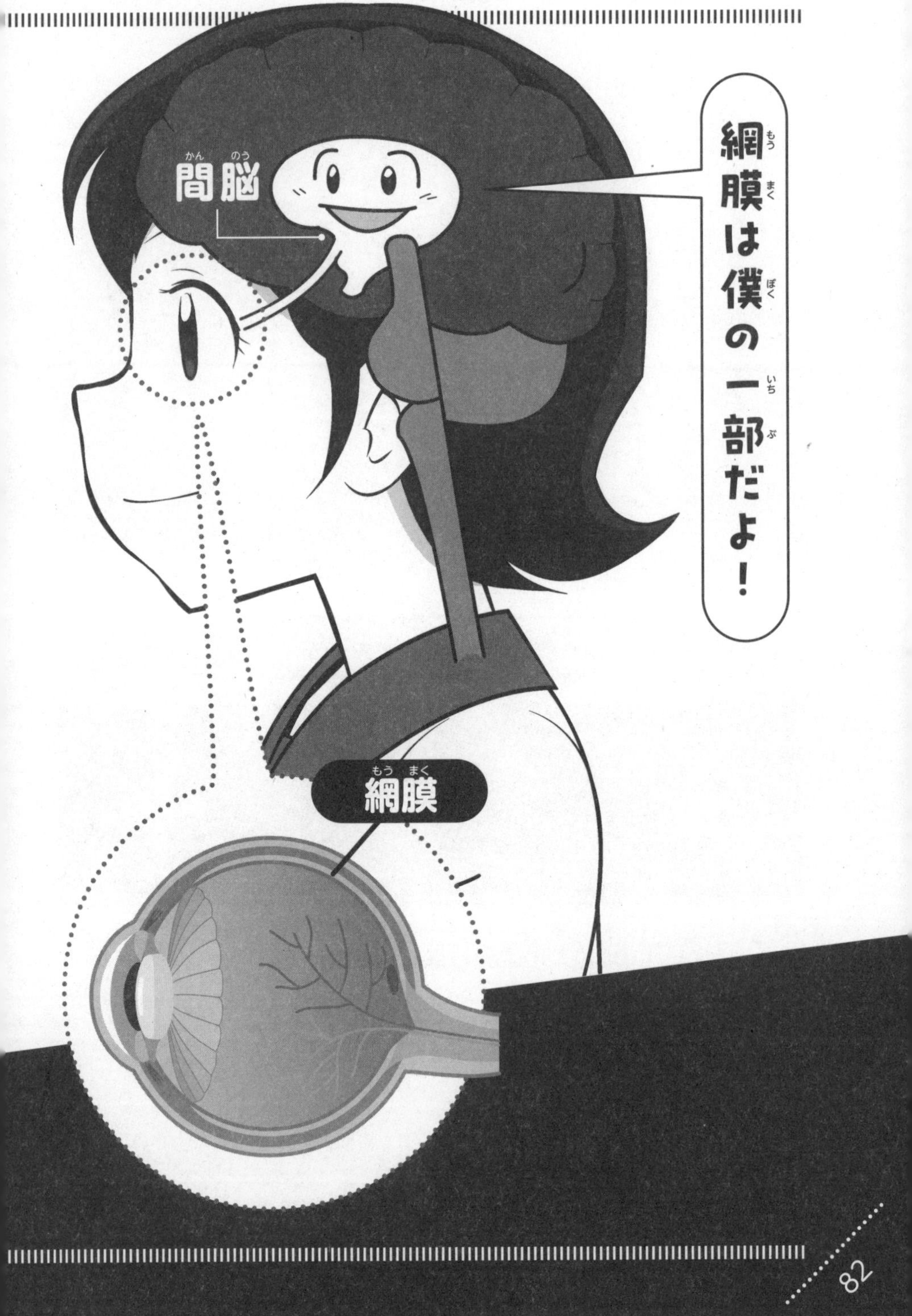
網膜《もうまく》は僕《ぼく》の一部《いちぶ》だよ！
間脳《かんのう》
網膜《もうまく》

目《め》の網《もう》膜《まく》は脳《のう》の一《いち》部《ぶ》

目《め》の奥《おく》には、「網《もう》膜《まく》」（79ページも見《み》よう）があります。

網《もう》膜《まく》は、目《め》に入《はい》ってきた光《ひかり》を感《かん》じ取《と》って、その情《じょう》報《ほう》を脳《のう》に送《おく》ります。おかげで私《わたし》たちは色《いろ》や形《かたち》、明《あか》るさなど、外《そと》の様《よう》子《す》が正《ただ》しくわかるのです。

じつはこの網《もう》膜《まく》、脳《のう》の一《いち》部《ぶ》が飛《と》び出《だ》したものなのです。そのため、脳《のう》と同《おな》じ機《き》能《のう》をいくつかもっています。

そのひとつが、血《けっ》管《かん》の「関《かん》門《もん》」という仕《し》組《く》み。食《た》べ物《もの》から得《え》た栄《えい》養《よう》は血《けつ》液《えき》によって全《ぜん》身《しん》に運《はこ》ばれますが、脳《のう》や網《もう》膜《まく》に入《はい》るときに厳《きび》しいチェックを受《う》けています。こうして異《い》物《ぶつ》や菌《きん》が入《はい》らないように防《ふせ》いでいるのです。

何《なに》かを考《かんが》えているとき脳《のう》には電気《でんき》が流《なが》れている

衝撃的《しょうげきてき》な事実《じじつ》を知《し》ったり、突然《とつぜん》ひらめいたりしたときに「からだに電《でん》流《りゅう》が走《はし》った」という表現《ひょうげん》をすることがあります。

これは本当《ほんとう》です。私《わたし》たちが何《なに》かを考《かんが》えたり、見《み》たり聞《き》いたりしたときに、脳《のう》にある神経細胞《しんけいさいぼう》に電流《でんりゅう》が走《はし》ります。神経細胞《しんけいさいぼう》は網《あみ》の目《め》のようにつながっていて、そこを電流《でんりゅう》が走《はし》ることで、情報《じょうほう》が伝達《でんたつ》されたり整理《せいり》されたりするのです。

この神経細胞《しんけいさいぼう》は「ニューロン」といいます。脳《のう》には約《やく》1000億個《おくこ》ものニューロンがありますが、増《ふ》えることはなく、年齢《ねんれい》とともにどんどん減《へ》っていきます。

一方《いっぽう》で、ニューロン同士《どうし》のつながりは増《ふ》やせます。頭《あたま》をよく使《つか》ってネットワークを広《ひろ》げれば、頭脳《ずのう》のおとろえを防《ふせ》げるのです。

ニューロンから出ている軸索《じくさく》を電気《でんき》が流《なが》れることで情報《じょうほう》が伝達《でんたつ》される。

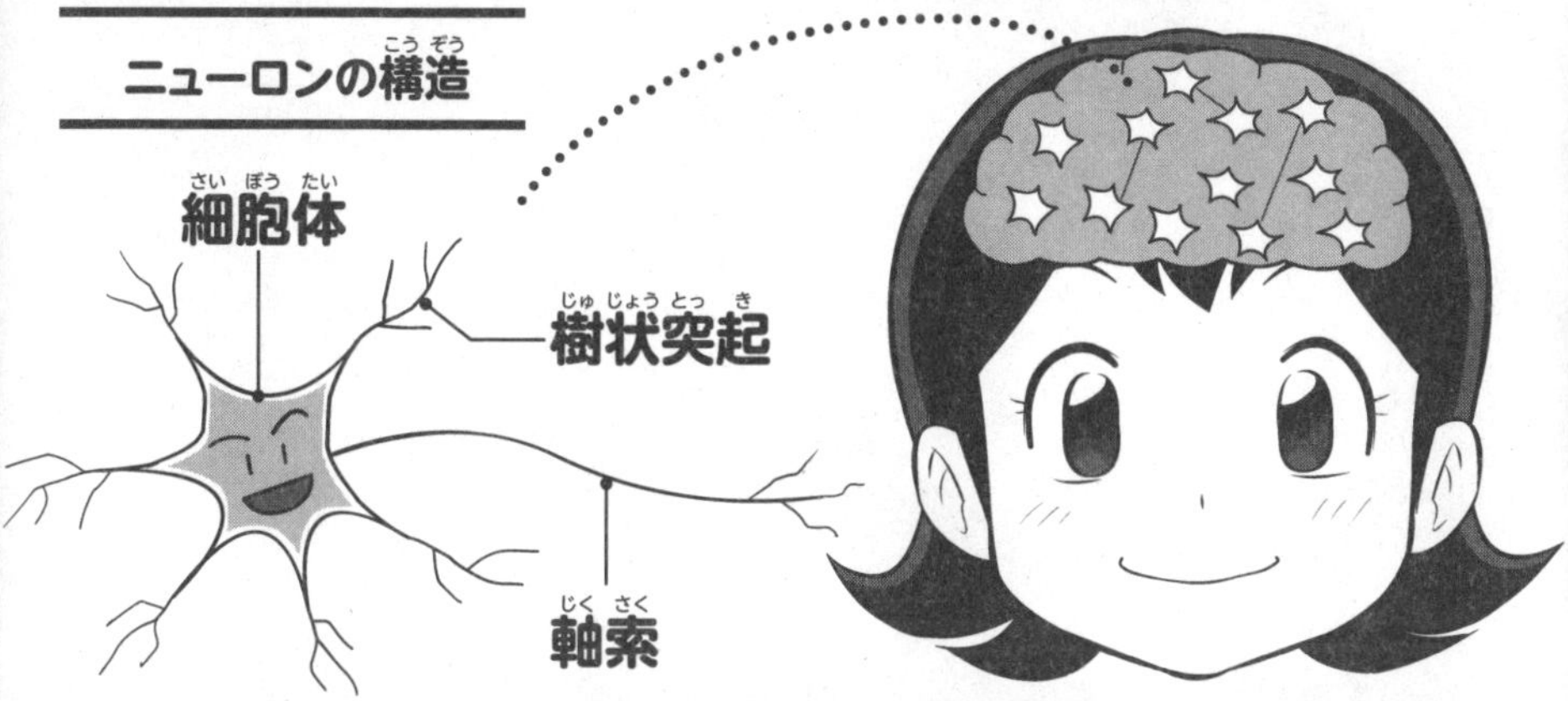

年《とし》をとるとニューロンは減《へ》っていくが、つながりを増《ふ》やすことはできる。

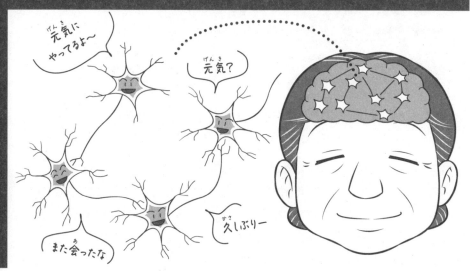

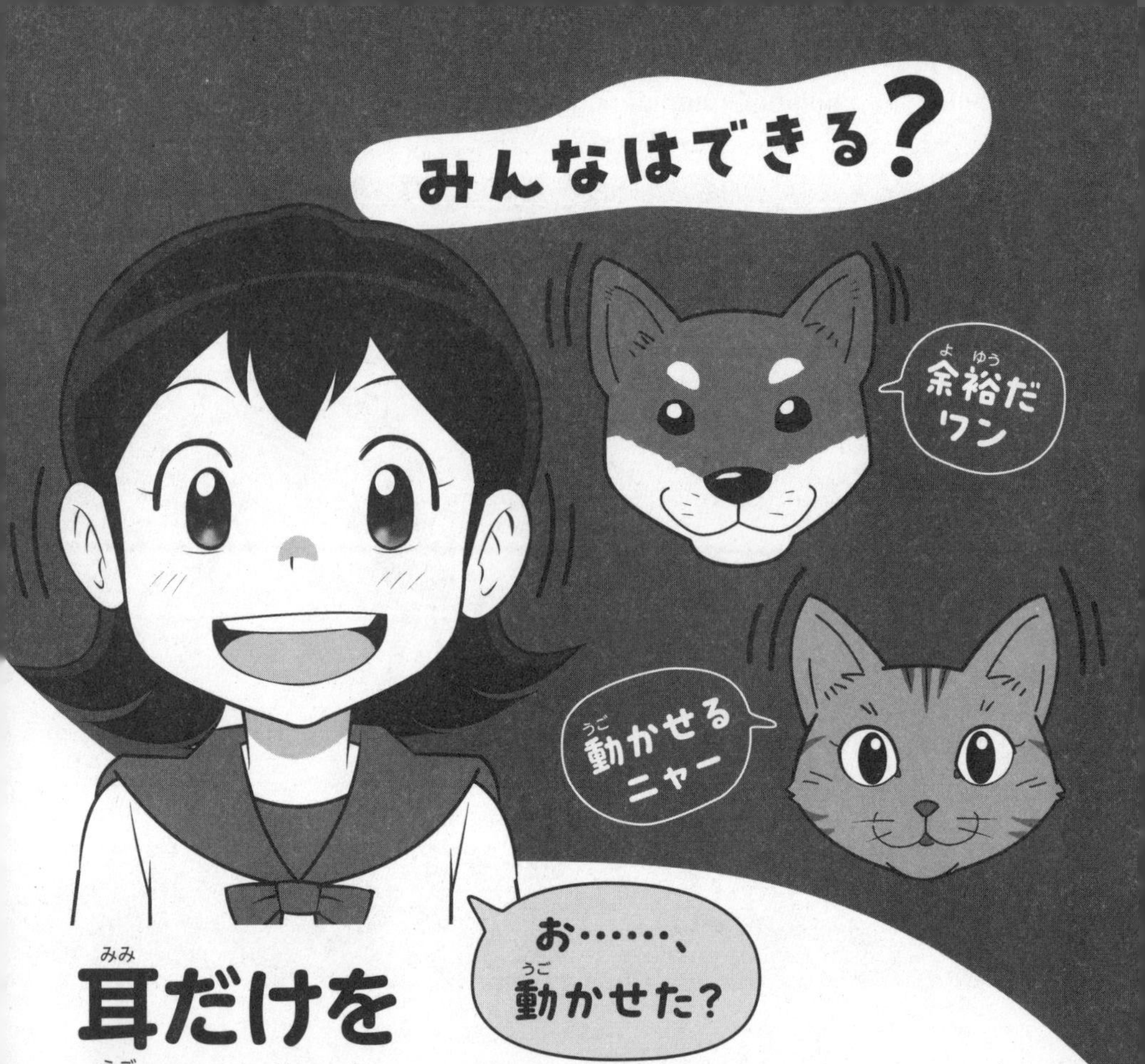
みんなはできる？
余裕《よゆう》だワン
動《うご》かせるニャー
お……、動《うご》かせた？

耳《みみ》だけを動《うご》かすことはできる？

みんなは犬《いぬ》や猫《ねこ》のように耳《みみ》だけ動《うご》かすことができる？　大半《たいはん》の人《ひと》は動《うご》かすことができないと思《おも》うけど、昔《むかし》は人間《にんげん》も動《うご》かすことができたんだ。でも、進化《しんか》の過程《かてい》で、首《くび》の筋肉《きんにく》が発達《はったつ》した代《か》わりに、耳《みみ》を動《うご》かすのに使《つか》う筋肉《きんにく》（耳介筋《じかいきん》）が退化《たいか》してしまったとされているよ。耳《みみ》を動《うご》かさなくても音《おと》の鳴《な》る方向《ほうこう》に顔《かお》を向《む》けられるようになったってわけ。ちなみに、練習《れんしゅう》すれば動《うご》かせるようになるかもしれないんだって！

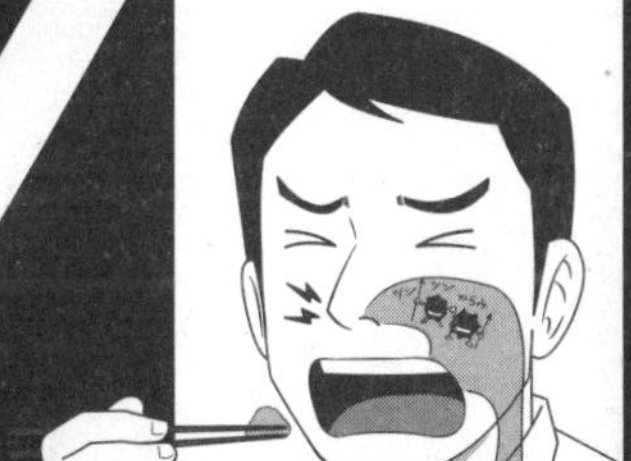

4章《しょう》

あした話《はな》したくなる 感《かん》覚《かく》のふしぎ

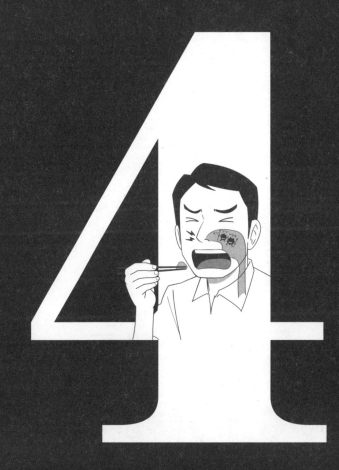

人《ひと》は「感覚《かんかく》」で世界《せかい》とつながる

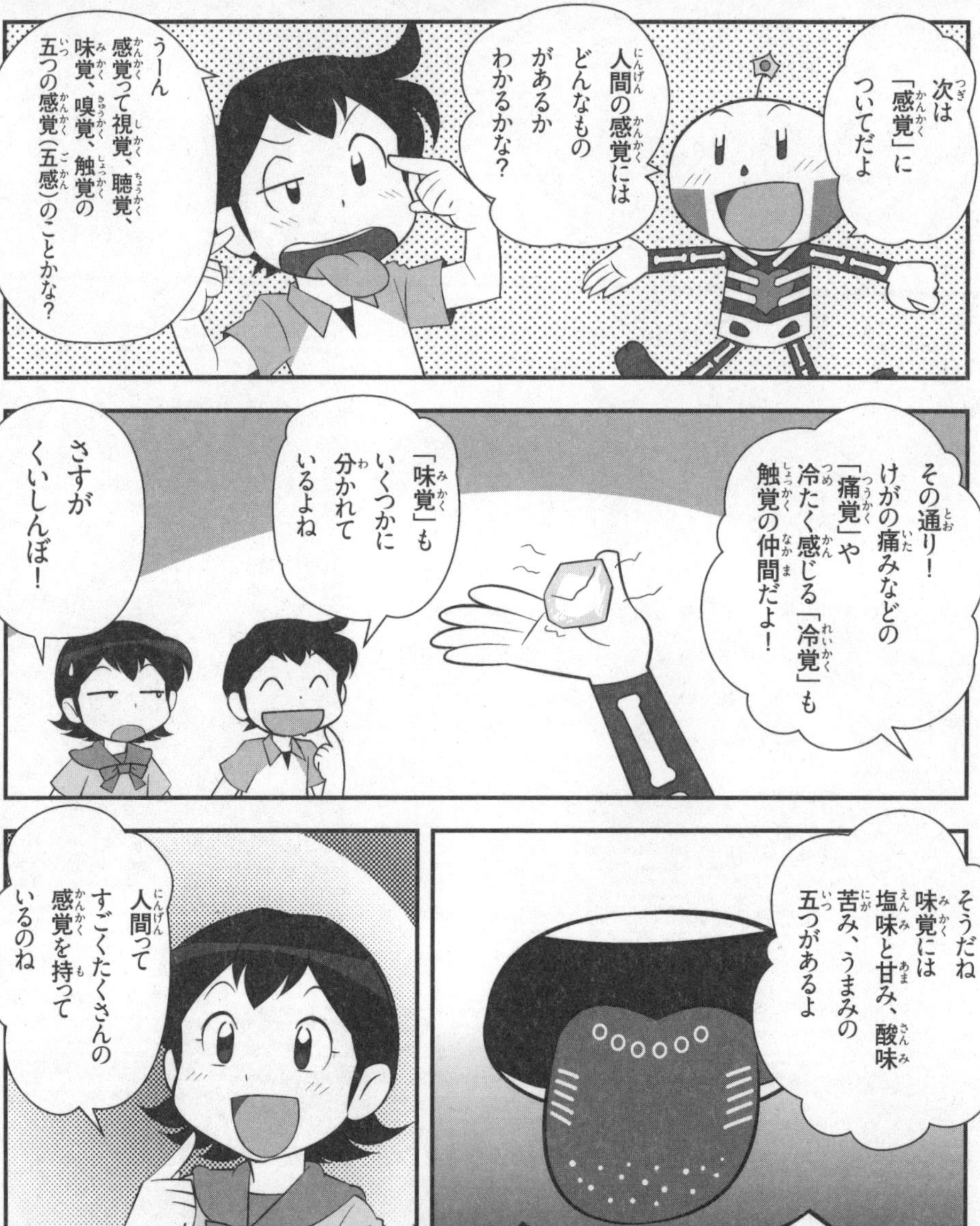

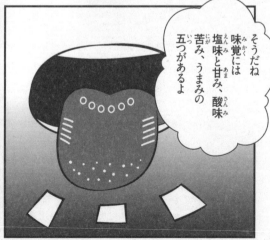

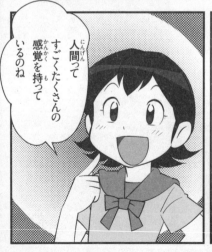

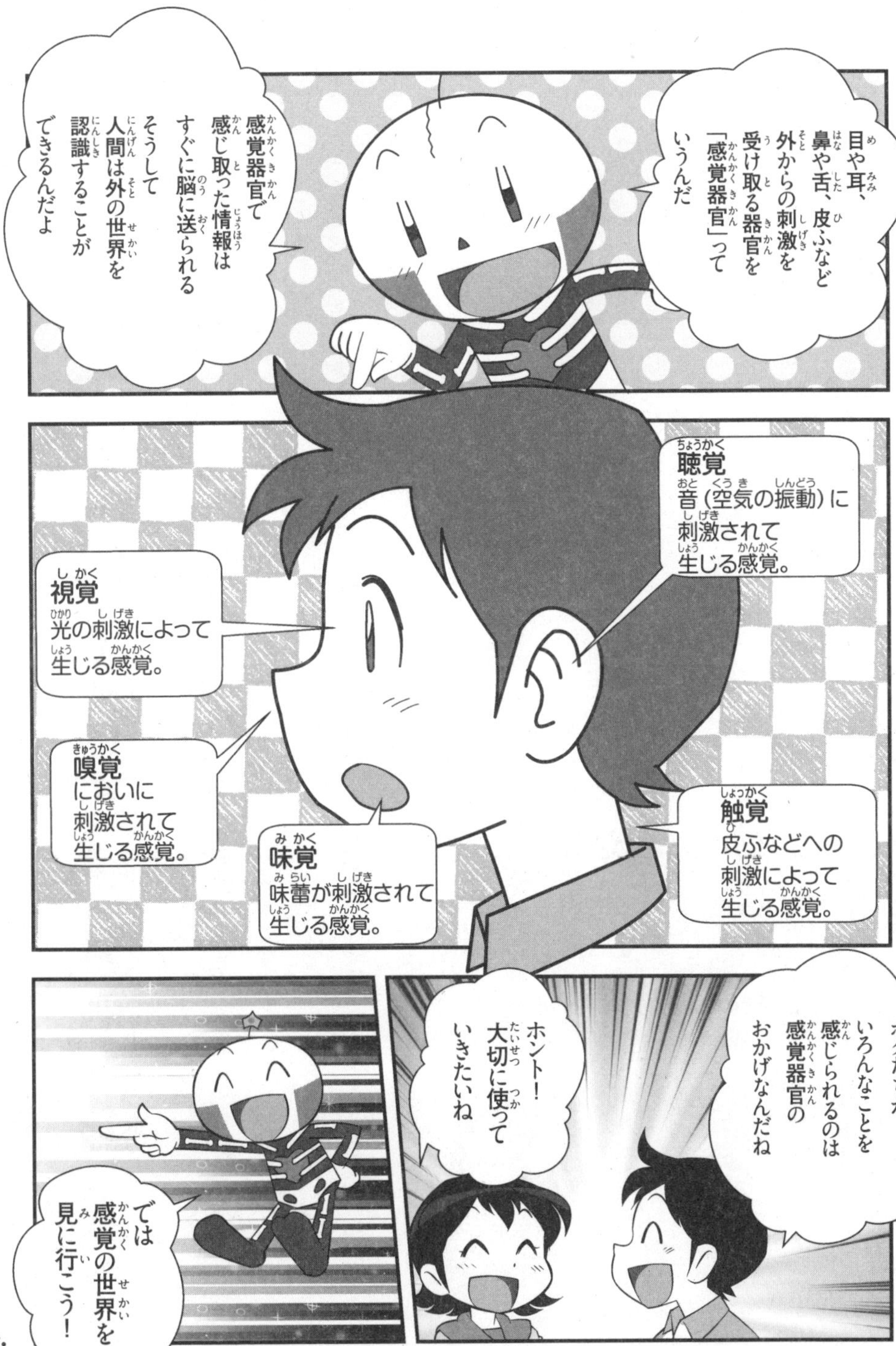
目《め》や耳《みみ》、鼻《はな》や舌《した》、皮《ひ》ふなど外《そと》からの刺激《しげき》を受《う》け取《と》る器官《きかん》を「感覚器官《かんかくきかん》」っていうんだ
感覚器官《かんかくきかん》で感《かん》じ取《と》った情報《じょうほう》はすぐに脳《のう》に送《おく》られるそうして人間《にんげん》は外《そと》の世界《せかい》を認識《にんしき》することができるんだよ
聴覚《ちょうかく》 音《おと》（空気《くうき》の振動《しんどう》）に刺激《しげき》されて生《しょう》じる感覚《かんかく》。
視覚《しかく》 光《ひかり》の刺激《しげき》によって生《しょう》じる感覚《かんかく》。
触覚《しょっかく》 皮《ひ》ふなどへの刺激《しげき》によって生《しょう》じる感覚《かんかく》。
味覚《みかく》 味蕾《みらい》が刺激《しげき》されて生《しょう》じる感覚《かんかく》。
嗅覚《きゅうかく》 においに刺激《しげき》されて生《じょう》じる感覚《かんかく》。
ボクたちがいろんなことを感《かん》じられるのは感覚器官《かんかくきかん》のおかげなんだね
ホント！大切《たいせつ》に使《つか》っていきたいね
では感覚《かんかく》の世界《せかい》を見《み》に行《い》こう！

大人《おとな》がコーヒーを飲《の》めるのは味覚《みかく》がにぶくなるから

私《わたし》たちの舌《した》は「甘《あま》み」「塩味《えんみ》」「酸味《さんみ》」「苦《にが》み」「うまみ」といった食《た》べ物《もの》の味《あじ》を敏感《びんかん》に感《かん》じ取《と》ることができます。舌《した》の表面《ひょうめん》にある「味蕾《みらい》」というブツブツとした突起《とっき》が、味《あじ》のする物質《ぶっしつ》に反応《はんのう》しているからです。

味蕾《みらい》は、拡大《かくだい》して見《み》ると、花《はな》のつぼみのような形《かたち》をしています。ここに味《あじ》のする物質《ぶっしつ》が入《はい》ると、神経《しんけい》が刺激《しげき》されて「甘《あま》い」「苦《にが》い」などと感《かん》じます。

味蕾《みらい》の数《かず》は、生後《せいご》3か月《げつ》ごろがいちばん多《おお》く1万個《まんこ》ほどあります。ところが大人《おとな》になるにつれてどんどん数《かず》が減《へ》っていき、成人《せいじん》で7000個《こ》、高齢者《こうれいしゃ》になると3000個《こ》くらいになります。

子《こ》どものころは苦《にが》くて飲《の》めなかったコーヒーが、大人《おとな》になると飲《の》めるようになるのもそのため。味蕾《みらい》の数《かず》が減《へ》ることで、コーヒーの苦味《にがみ》がまろやかになり、おいしいと感《かん》じるようになります。

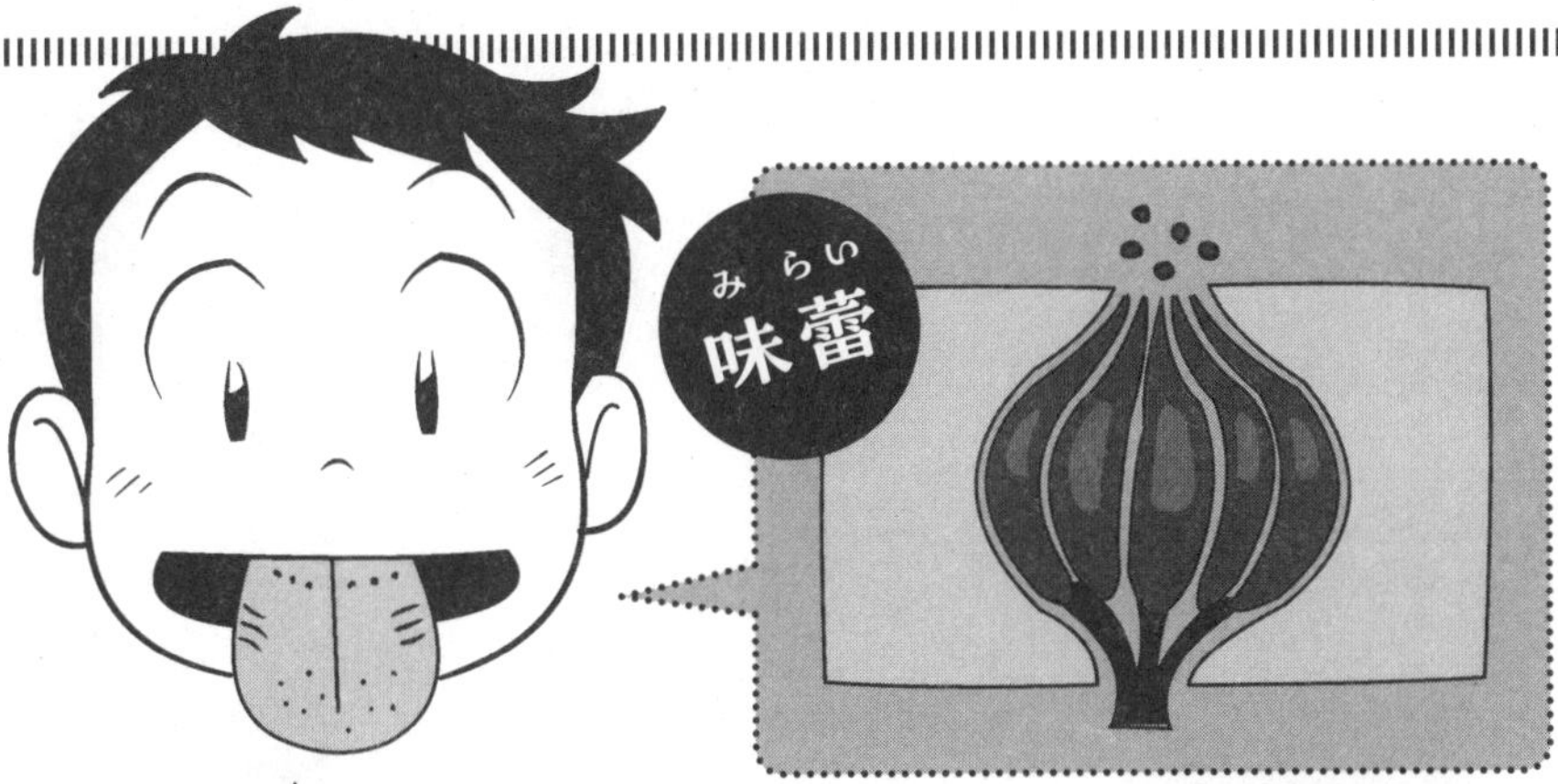
味蕾《みらい》

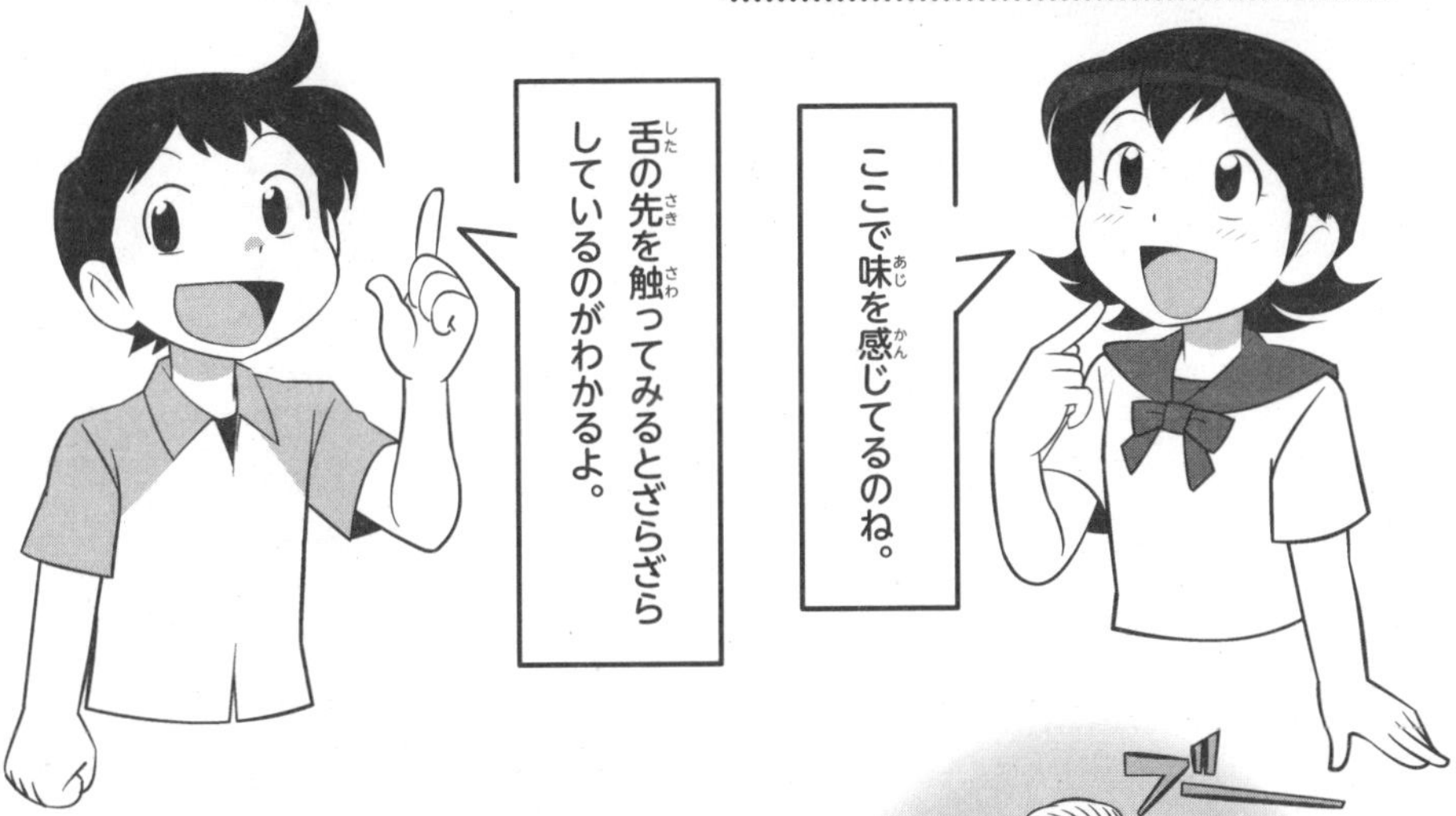
ここで味《あじ》を感《かん》じてるのね。
舌《した》の先《さき》を触《さわ》ってみるとざらざらしているのがわかるよ。

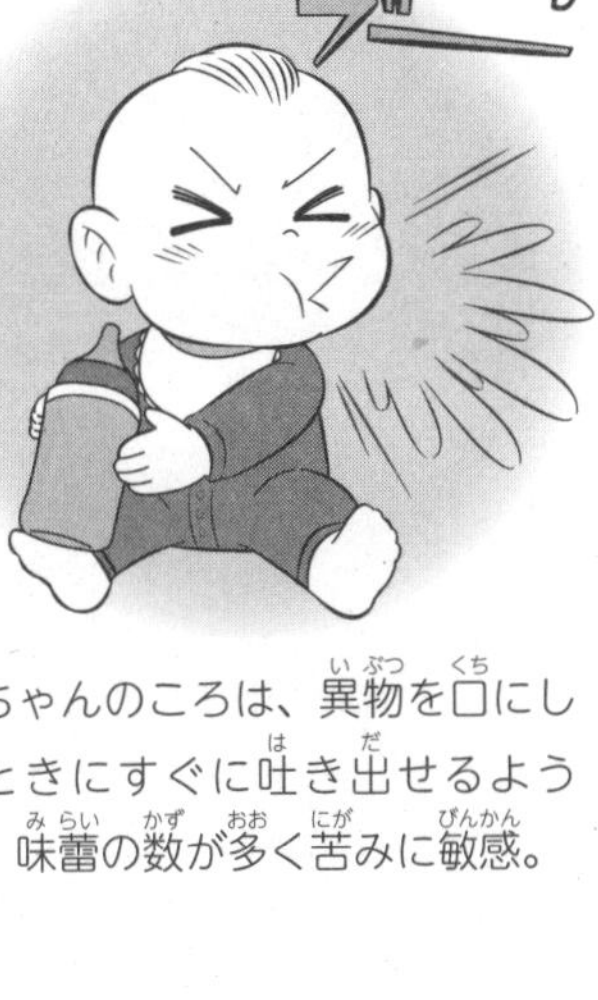
ブー

赤《あか》ちゃんのころは、異物《いぶつ》を口《くち》にしたときにすぐに吐《は》き出《だ》せるように、味蕾《みらい》の数《かず》が多《おお》く苦《にが》みに敏感《びんかん》。

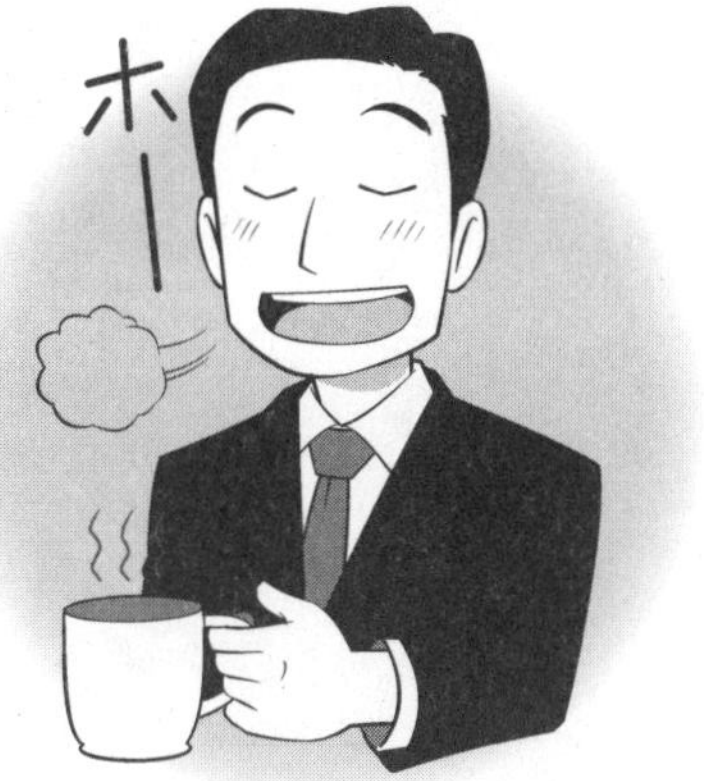
ホー

大人《おとな》になると味蕾《みらい》の数《かず》が減《へ》って、味覚《みかく》がにぶくなる。

4人《にん》に1人《ひとり》は人《ひと》よりも4倍《ばい》苦味《にがみ》を感《かん》じやすい

食《た》べ物《もの》の味《あじ》を感《かん》じ取《と》る舌《した》の味蕾《みらい》（90ページも見《み》よう）は、年《とし》とともに数《かず》が減《へ》っていきます。そのため子《こ》どものときは苦《にが》くて食《た》べられないピーマンやコーヒーも、大人《おとな》になると苦《にが》さがうすれて平気《へいき》になります。

ところが大人《おとな》になっても苦《にが》い食《た》べ物《もの》が苦手《にがて》な人《ひと》もいます。その人《ひと》はもしかすると「スーパーテイスター」かもしれません。

スーパーテイスターは「味《あじ》にものすごく敏感《びんかん》な人《ひと》」のこと。なんと、ふつうの人《ひと》にくらべて、最大《さいだい》4倍《ばい》もの味蕾《みらい》をもっています。そのため大人《おとな》になっても強烈《きょうれつ》な苦味《にがみ》を感《かん》じてしまい、一部《いちぶ》の野菜《やさい》が食《た》べられないといいます。

スーパーテイスターは4人《にん》に1人《ひとり》はいるので、あなたやあなたの周《まわ》りの友達《ともだち》もそうかもしれません。

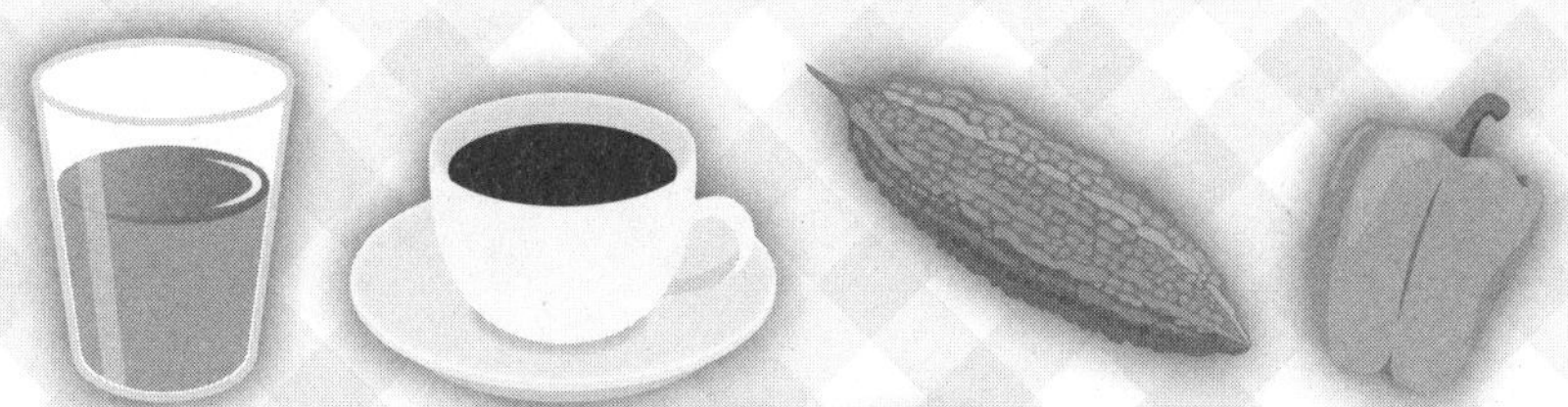

同《おな》じ食《た》べ物《もの》でも人《ひと》によって味《あじ》は違《ちが》う！

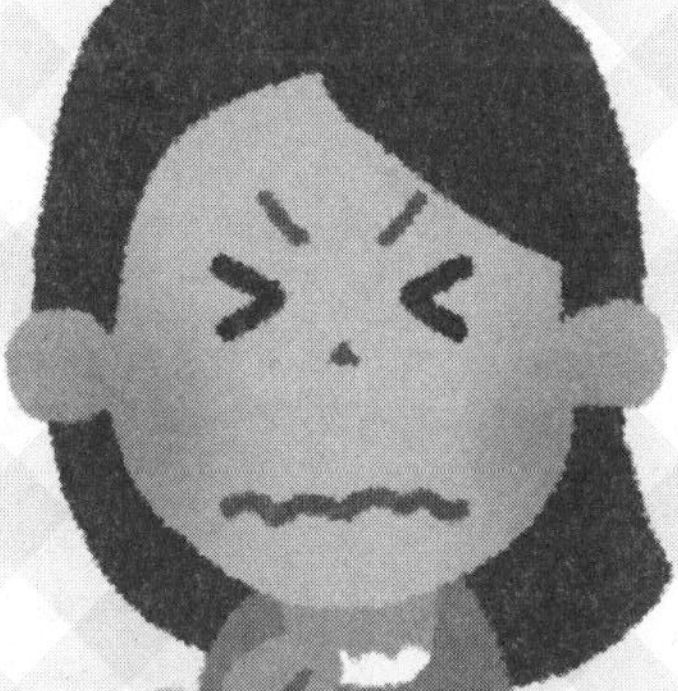

スーパーテイスター

味蕾《みらい》がふつうの人《ひと》より最大《さいだい》4倍多《ばいおお》い。免疫《めんえき》が敏感《びんかん》でかぜを引《ひ》きにくい、野菜《やさい》をさけるため大腸《だいちょう》の病気《びょうき》になりやすいという報告《ほうこく》もある。

ノンテイスター

味蕾《みらい》がふつうの人《ひと》の半分《はんぶん》ほどしかない。食《た》べ物《もの》の味《あじ》を感《かん》じにくく、食《た》べすぎて太《ふと》りやすいという報告《ほうこく》もある。4人《にん》に1人《ひとり》の割合《わりあい》でいるといわれる。

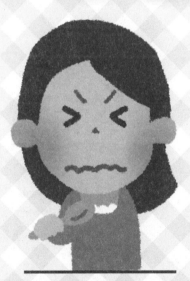

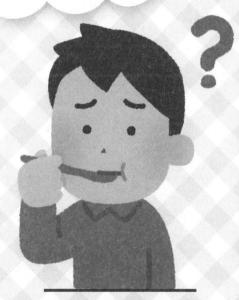

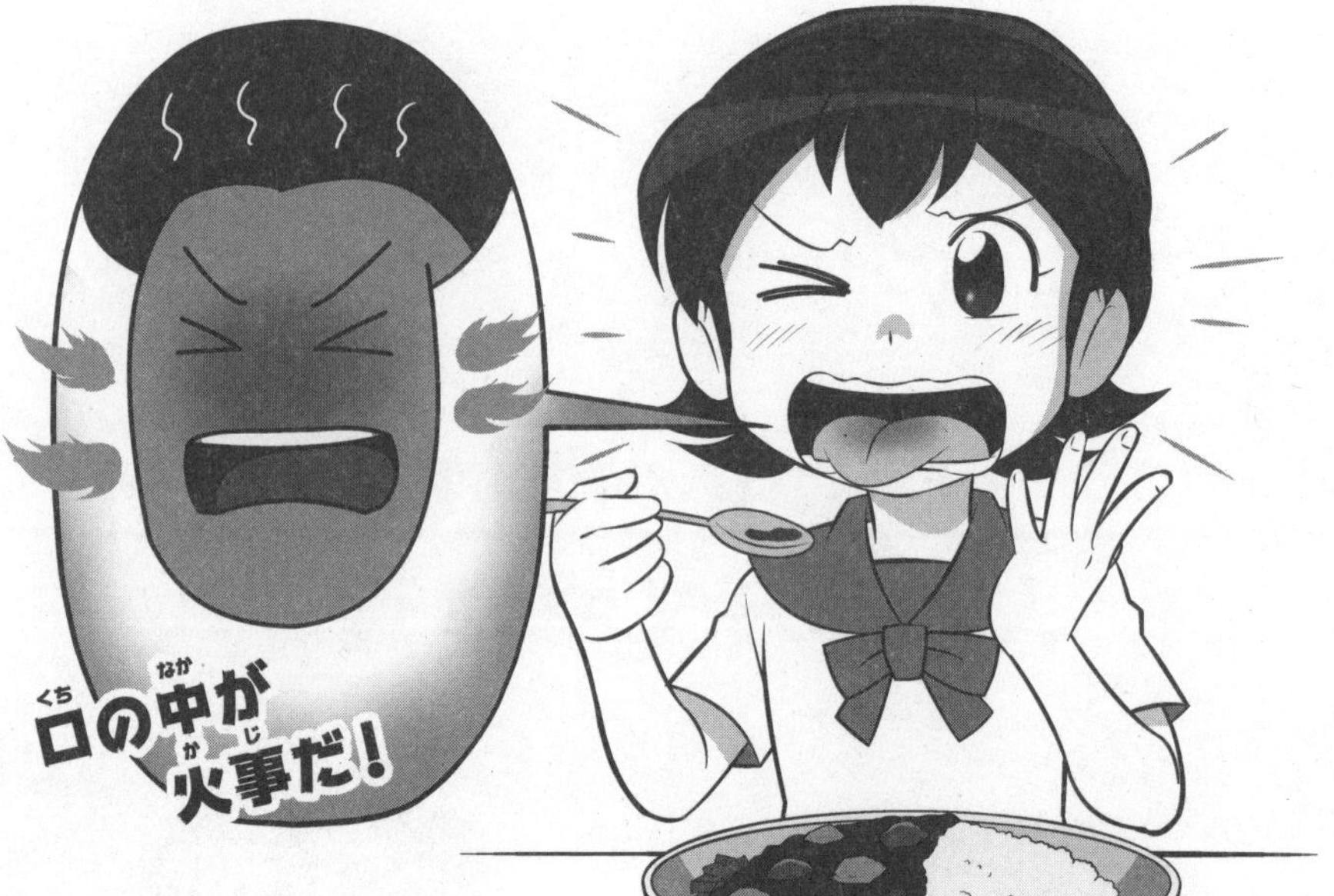

辛《から》みは「痛覚《つうかく》」や「温覚《おんかく》」で感《かん》じ取《と》る。
そのため、舌《した》がヒリヒリと痛《いた》む。

「辛《から》さ」の正体《しょうたい》は味《あじ》ではなく痛《いた》み

カレーやキムチなど、辛《から》い食《た》べ物《もの》を食《た》べると、舌《した》がヒリヒリと痛《いた》みますよね。これは脳《のう》が「口《くち》の中《なか》が火事《かじ》になった!」とかんちがいしているからです。

ふつう、味《あじ》は味蕾《みらい》（90ページも見《み》よう）で感《かん》じ取《と》ります。ところが辛《から》みは、口《くち》や舌《した》にある「痛覚《つうかく》」や「温覚《おんかく》」で感《かん》じ取《と》ります。痛覚《つうかく》はからだが傷《きず》ついたときに、温覚《おんかく》は熱《あつ》さ

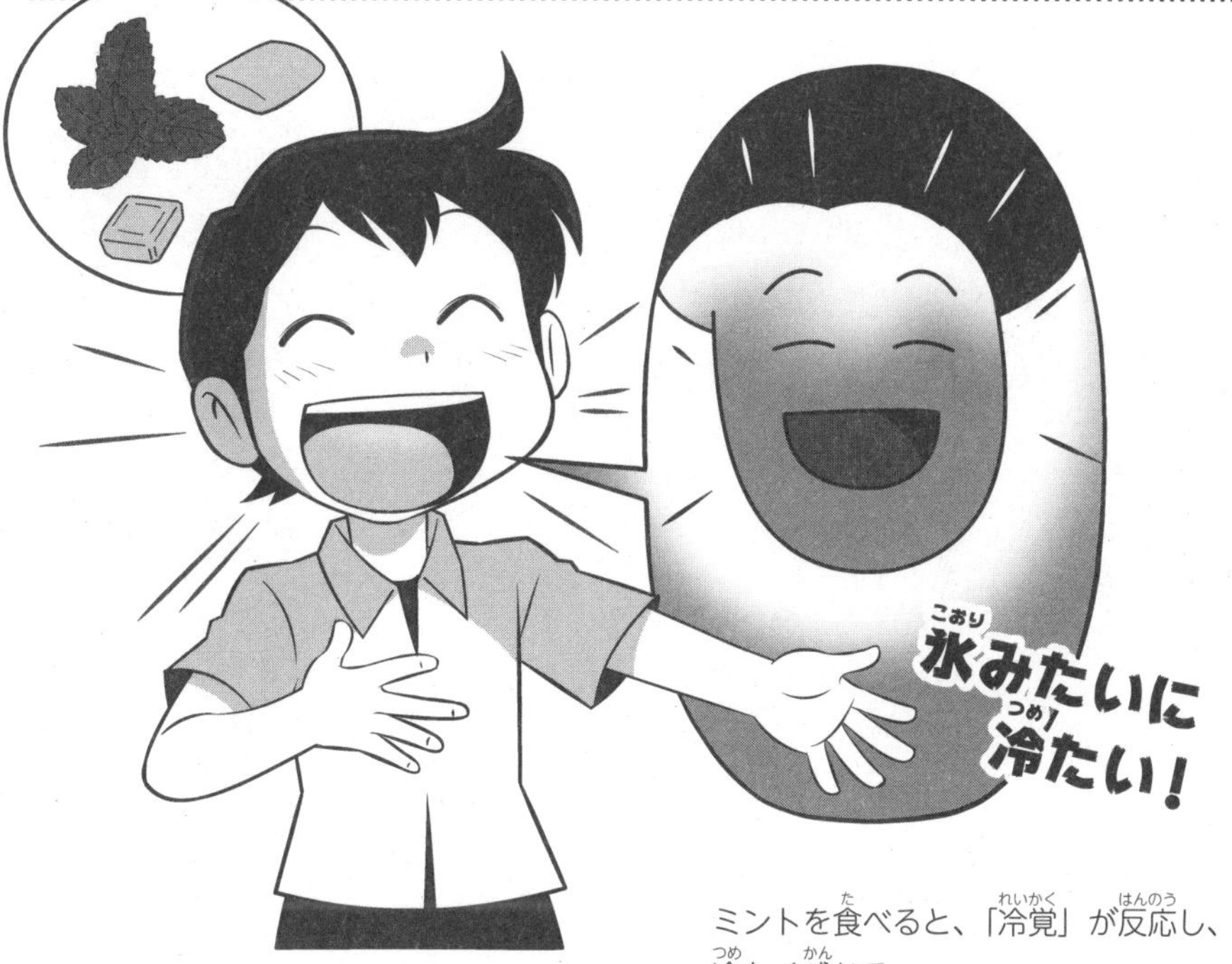

ミントを食《た》べると、「冷覚《れいかく》」が反応《はんのう》し、冷《つめ》たく感《かん》じる。

に対《たい》して働《はたら》くセンサーです。実際《じっさい》には、傷《きず》もなくやけどもしていないのですが、辛《から》い成分《せいぶん》が痛覚《つうかく》と温《おん》覚《かく》を刺激《しげき》するため、舌《した》がヒリヒリとやけどをしたような感覚《かんかく》になるわけです。

一方《いっぽう》、ミントなどを食《た》べたときは、氷《こおり》のように冷《つめ》たく感《かん》じます。これはミントにふくまれる成分《せいぶん》が、口《くち》や舌《した》の「冷覚《れいかく》」（冷《つめ》たさを感《かん》じるセンサー）を刺激《しげき》するためです。

ちなみに辛《から》いものを食《た》べたときは、水《みず》を飲《の》むよりも、牛乳《ぎゅうにゅう》やヨーグルトなどの乳製品《にゅうせいひん》を食《た》べたほうが、すぐに辛《から》みが引《ひ》いていきます。

味《あじ》の感《かん》じ方《かた》は温《おん》度《ど》で変《か》わる

冷《れい》蔵《ぞう》庫《こ》で冷《ひ》やしたチョコレートを食《た》べたときに、「いつもより甘《あま》くない気《き》がする」と感《かん》じたことはありませんか?

じつは、食《た》べ物《もの》の味《あじ》の感《かん》じ方《かた》は温《おん》度《ど》によって変《か》わります。しかも味《あじ》によって、いちばん強《つよ》く感《かん》じる温《おん》度《ど》が違《ちが》うのです。

体《たい》温《おん》に近《ちか》い温《おん》度《ど》ほど強《つよ》く感《かん》じるのが甘《あま》みとうまみです。うまみは、かつお節《ぶし》や昆《こん》布《ぶ》、シイタケからとったおだしのような味《あじ》です。

一《いっ》方《ぽう》で、苦《にが》みと塩《えん》味《み》は、温《おん》度《ど》が低《ひく》いほうが強《つよ》く感《かん》じます。冷《さ》めたおかずが、いつもよりしょっぱく感《かん》じるのもこのためです。

酸《さん》味《み》は、温《おん》度《ど》による味《あじ》の感《かん》じ方《かた》の変《へん》化《か》はないとされています。なお辛《から》みは、温《おん》度《ど》が高《たか》いほど刺《し》激《げき》を強《つよ》く感《かん》じるようになります。

味《あじ》を強《つよ》く感《かん》じる温度《おんど》

- 酸味《さんみ》は、温度《おんど》による味《あじ》の変化《へんか》はなし
- 甘《あま》みでも、果物《くだもの》（果糖《かとう》）は冷《ひ》やしたほうが甘《あま》さを強《つよ》く感《かん》じる

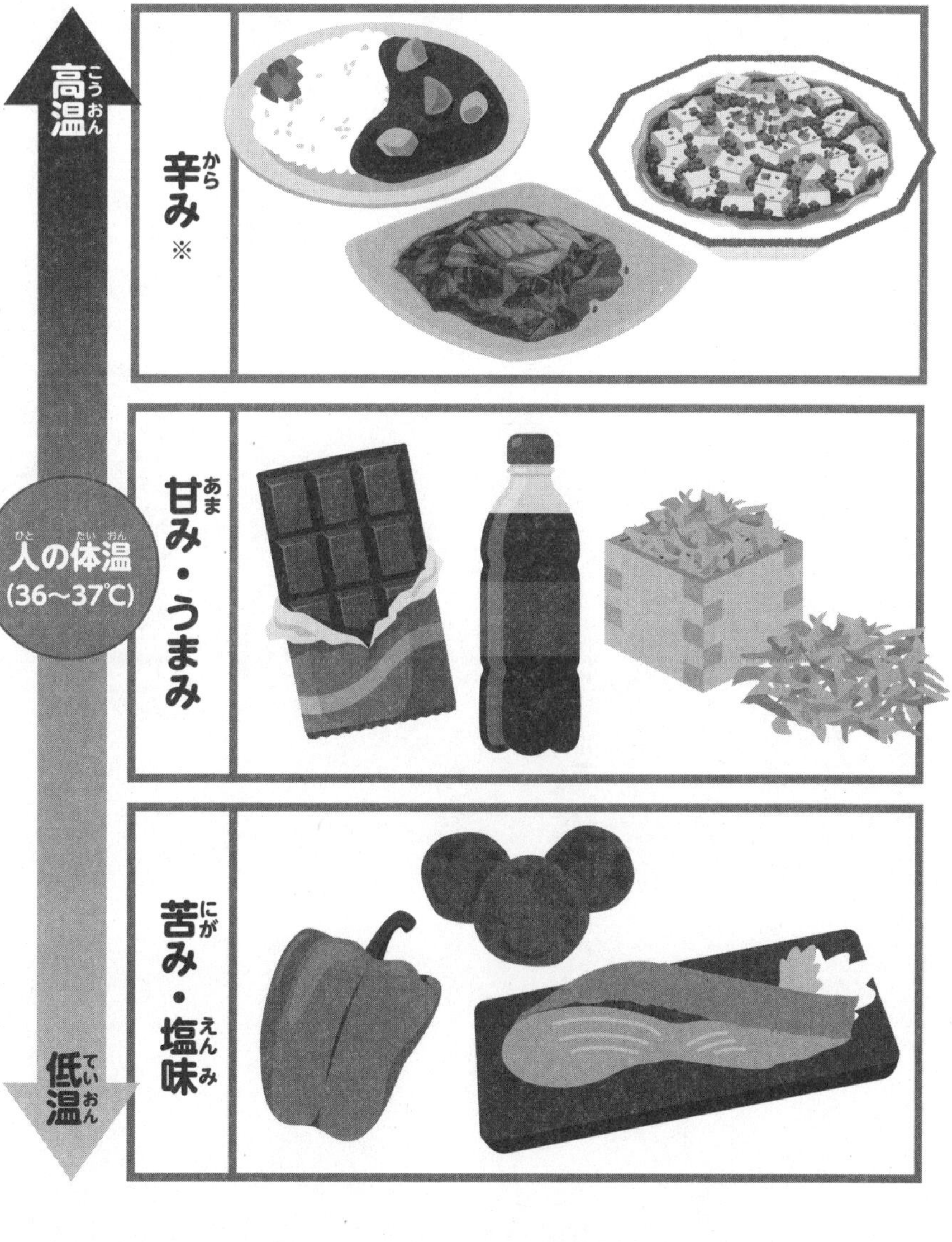

※辛《から》みは味覚《みかく》ではありません。またワサビやカラシなどは低温《ていおん》のほうがより強《つよ》く辛《から》みを感《かん》じます。

冷《つめ》たいものを食《た》べて頭《あたま》がキーンとするのは「アイスクリーム頭《ず》痛《つう》」

かき氷《ごおり》を一気《いっき》に食《た》べると、頭《あたま》がキーンと痛《いた》むことがあります。これには「アイスクリーム頭痛《ずつう》」という正式《せいしき》な名前《なまえ》がついています。

原因《げんいん》は2つ考《かんが》えられます。

ひとつは、神経《しんけい》がパニックになるから。冷《つめ》たいものを食《た》べると、のどから頭《あたま》につながっている神経《しんけい》がびっくりして、冷《つめ》たさを痛《いた》みとかんちがいしてしまうのです。

もうひとつは、血管《けっかん》が急速《きゅうそく》に広《ひろ》がるから。からだは体温《たいおん》を保《たも》つために、冷《つめ》たいものを食《た》べると血管《けっかん》を広《ひろ》げて血《ち》が流《なが》れる量《りょう》を増《ふ》やします。この血管《けっかん》が広《ひろ》がるときに、軽《かる》い炎症《えんしょう》を起《お》こして頭《あたま》が痛《いた》くなるようです。

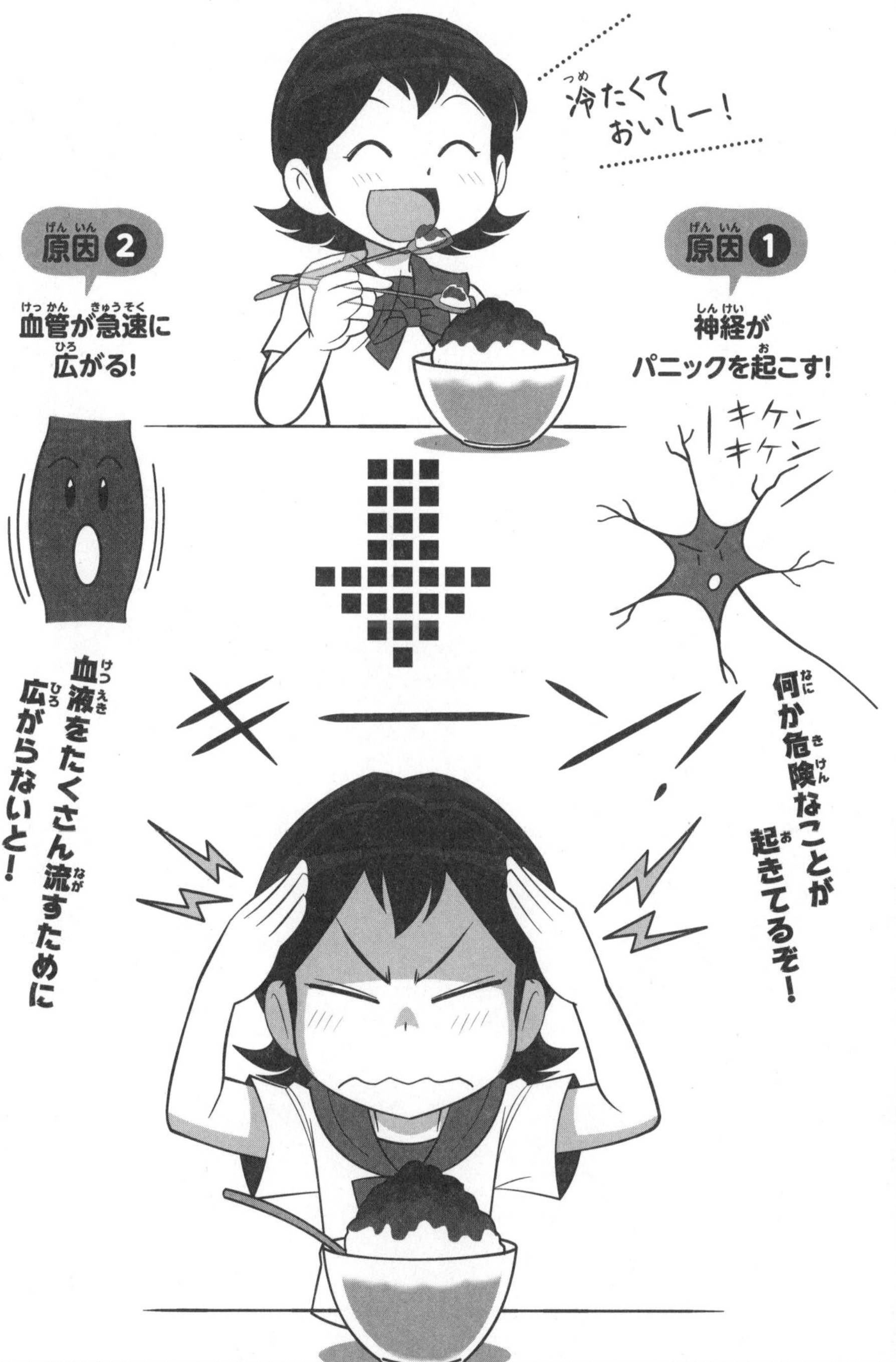
冷《つめ》たくておいしー！
原因《げんいん》❶
神経《しんけい》がパニックを起《お》こす！
キケンキケン
原因《げんいん》❷
血管《けっかん》が急速《きゅうそく》に広《ひろ》がる！
キーーン！
何《なに》か危険《きけん》なことが起《お》きてるぞ！
血液《けつえき》をたくさん流《なが》すために広《ひろ》がらないと！

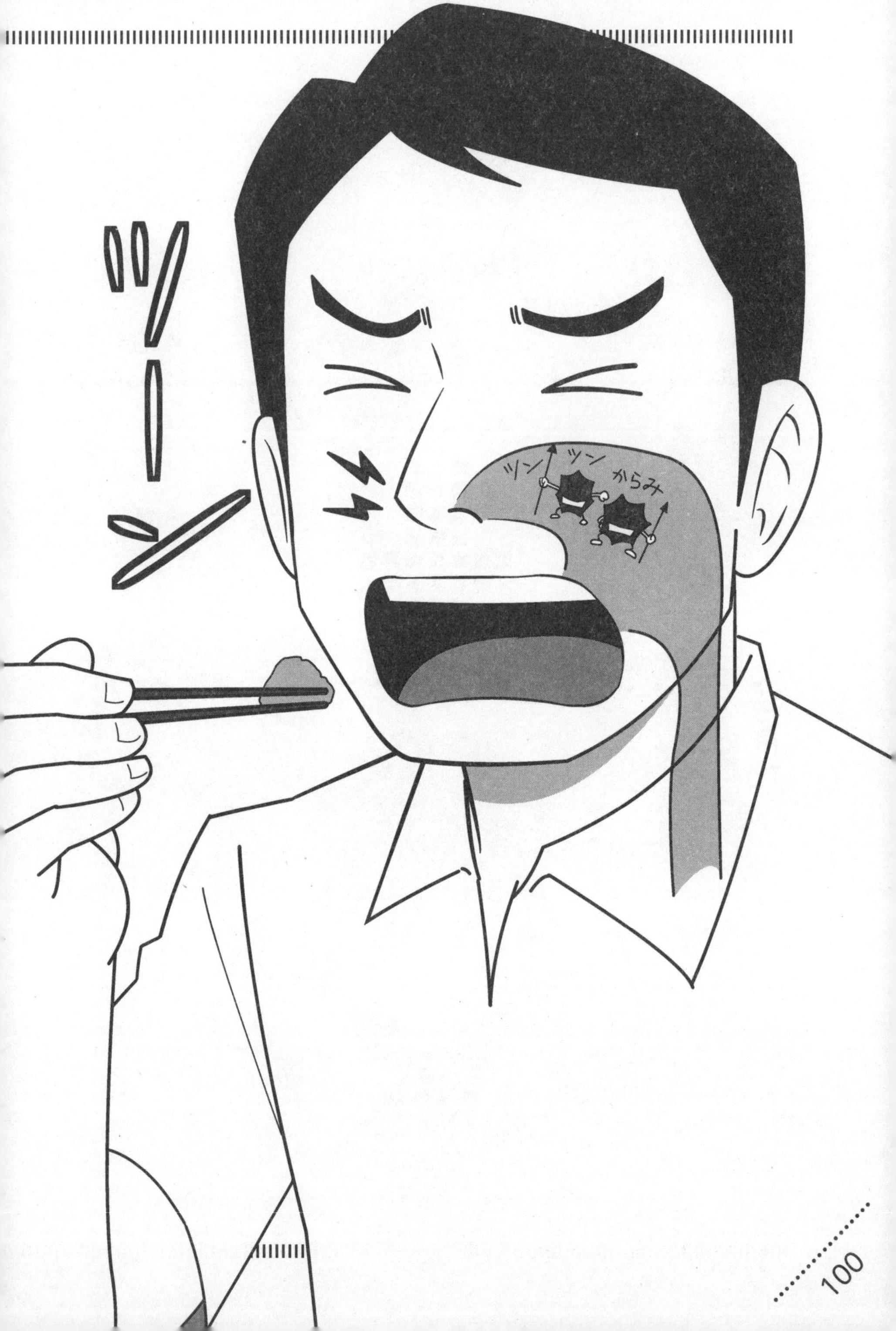
ツーン
ツン
ツン
からみ

ワサビでツーンときたら鼻《はな》から息《いき》を吸《す》って口《くち》から吐《は》くとおさまる

ワサビにふくまれている辛《から》み成分《せいぶん》は、温度変化《おんどへんか》にとても弱《よわ》く、口《くち》の中《なか》に入《い》れただけで気体《きたい》になってしまいます。鼻《はな》がツーンと痛《いた》むのは、この気体《きたい》になった辛《から》み成分《せいぶん》が、口《くち》の中《なか》から鼻《はな》の穴《あな》に逆流《ぎゃくりゅう》して、鼻《はな》の粘膜《ねんまく》を刺激《しげき》するからなのです。

じつはこれを防《ふせ》ぐ方法《ほうほう》があります。それは鼻《はな》から息《いき》を吸《す》って、口《くち》から吐《は》くというもの。辛《から》み成分《せいぶん》が鼻《はな》の粘膜《ねんまく》を刺激《しげき》する前《まえ》に、空気《くうき》で押《お》し流《なが》してしまえば、痛《いた》みで涙《なみだ》を流《なが》さなくても済《す》んでしまうのです。

ちなみにワサビを保存《ほぞん》するときは、冷《れい》蔵庫《ぞうこ》に入《い》れましょう。そうすることで、ワサビの辛《から》み成分《せいぶん》を長持《ながも》ちさせることができます。

鼻《はな》に水《みず》が入《はい》ると痛《いた》いのは水風船《みずふうせん》みたいにふくらむから

プールの水《みず》が鼻《はな》に入《はい》ると痛《いた》みが走《はし》ります。これはからだの中《なか》の水分《すいぶん》とプールの水《みず》の「塩分《えんぶん》の濃《こ》さ」が違《ちが》うために起《お》きます。

私《わたし》たちのからだの水分《すいぶん》には、ほんのりと塩分《えんぶん》が溶《と》けています。一方《いっぽう》で、プールの水《みず》には、塩分《えんぶん》はほぼふくまれていません。

このプールの水《みず》が鼻《はな》の奥《おく》に入《はい》ると、鼻《はな》の奥《おく》にある細胞《さいぼう》は、プールの水《みず》をからだの水分《すいぶん》と同《おな》じ塩分《えんぶん》の濃《こ》さにしようとします。細胞《さいぼう》をおおう膜《まく》は濃度《のうど》の低《ひく》いほうから高《たか》いほうへ移動《いどう》させる性質《せいしつ》をもっています。このため、鼻《はな》の奥《おく》の細胞《さいぼう》にプールの水《みず》が取《と》り込《こ》まれ、鼻《はな》の奥《おく》の細胞《さいぼう》は、水風船《みずふうせん》のように大《おお》きくふくらみます。そのため内側《うちがわ》から押《お》されるような痛《いた》みが走《はし》るのです。

郵　便　は　が　き

おそれいりますが
切手をお貼り
下さい

104-8011

朝日新聞出版　生活・文化編集部
ジュニア部門　係

お名前《なまえ》			ペンネーム	※本名《ほんみょう》でも可《か》	
ご住所《じゅうしょ》	〒				
Eメール					
学年《がくねん》	年《ねん》	年齢《ねんれい》	才《さい》	性別《せいべつ》	
好《す》きな本《ほん》					

※ご提供《ていきょう》いただいた情報《じょうほう》は、個人情報《こじんじょうほう》を含《ふく》まない統計的《とうけいてき》な資料《しりょう》の作成等《さくせいなど》に使用《しよう》いたします。その他《た》の利用《りよう》について詳《くわ》しくは、当社《とうしゃ》ホームページ https://publications.asahi.com/company/privacy/ をご覧下《らんくだ》さい。

☆本《ほん》の感想《かんそう》、似顔絵《にがおえ》など、好《す》きなことを書《か》いてね！

感想《かんそう》を広告《こうこく》、書籍《しょせき》の PR に使用《しよう》させていただいてもよろしいでしょうか？

1．実名《じつめい》で可《か》　　2．匿名《とくめい》で可《か》　　3．不可《ふか》

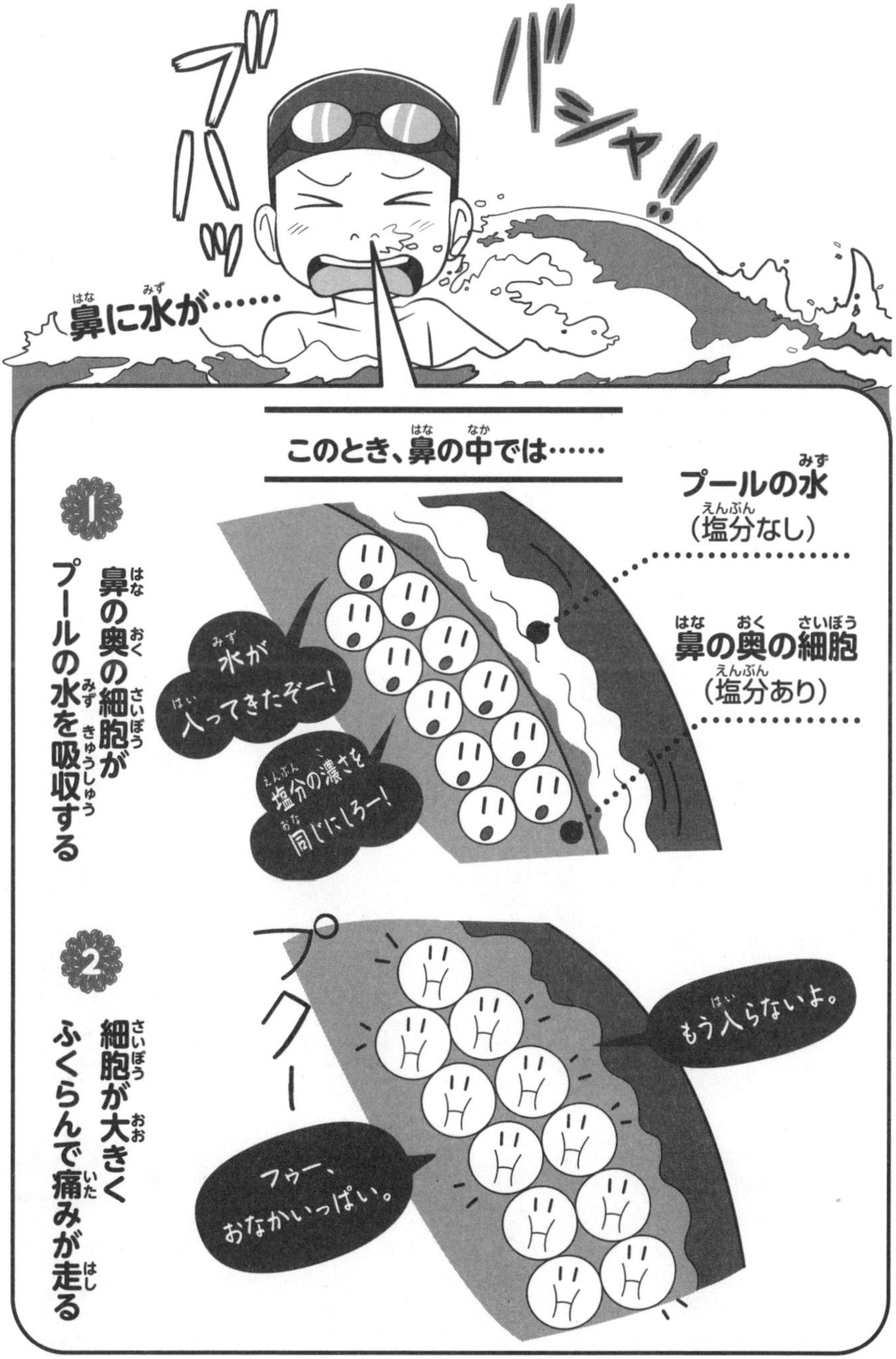
ブハッ
バシャ!!
鼻《はな》に水《みず》が……
このとき、鼻《はな》の中《なか》では……
プールの水《みず》
（塩分《えんぶん》なし）
鼻《はな》の奥《おく》の細胞《さいぼう》
（塩分《えんぶん》あり）
1
鼻《はな》の奥《おく》の細胞《さいぼう》が
プールの水《みず》を吸収《きゅうしゅう》する
水《みず》が入《はい》ってきたぞー！
塩分《えんぶん》の濃《こ》さを同《おな》じにしろー！
2
細胞《さいぼう》が大《おお》きく
ふくらんで痛《いた》みが走《はし》る
プクー
もう入《はい》らないよ。
フゥー、おなかいっぱい。

お年寄《とし よ》りは蚊《か》に刺《さ》されてもかゆくなりにくい

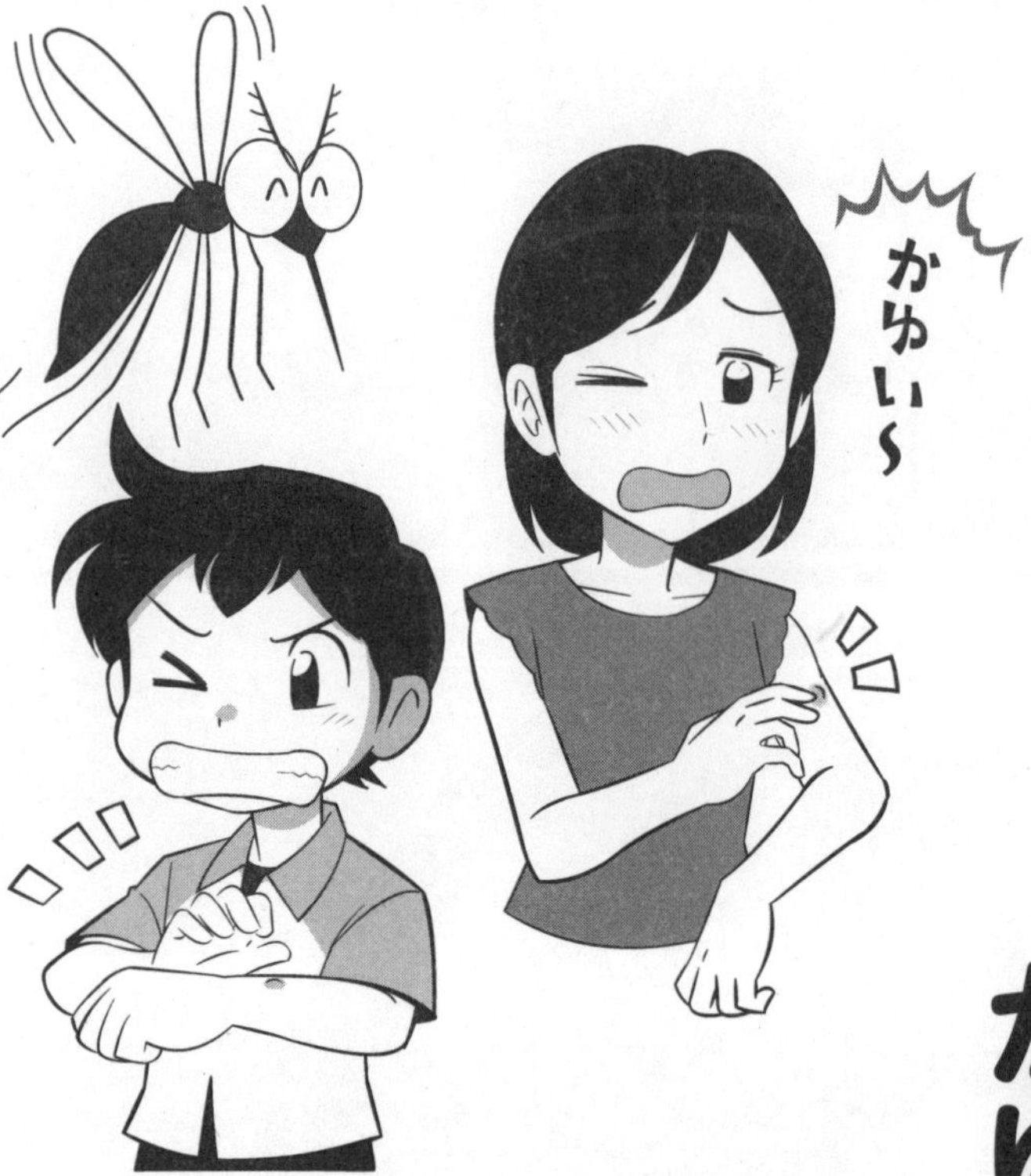

蚊《か》は人《ひと》を刺《さ》して血《ち》を吸《す》うときに、血《ち》が固《かた》まらないようにするため、同時《どうじ》に唾液《だえき》を吐《は》き出《だ》しています。この唾液《だえき》がかゆくなる原因《げんいん》です。

唾液《だえき》がからだに入《はい》ると、免疫反応《めんえきはんのう》が起《お》こります。免疫《めんえき》とは、からだに悪《わる》さをする異物《いぶつ》を取《と》りのぞこうとする防御《ぼうぎょ》システムのことです。

この働《はたら》きにより、刺《さ》されたところがはれたり、熱《ねつ》をもったりして、

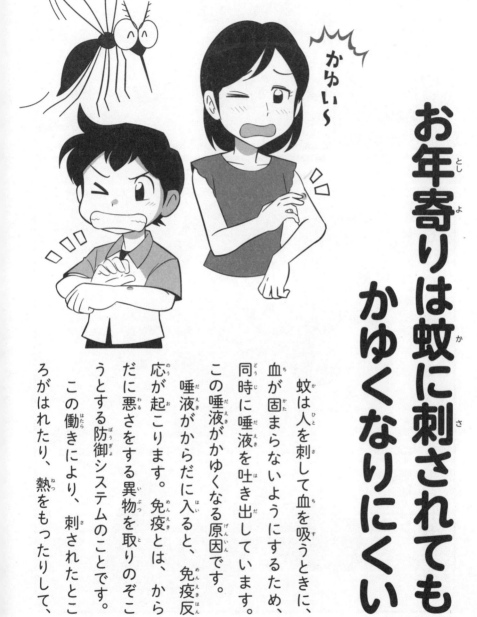

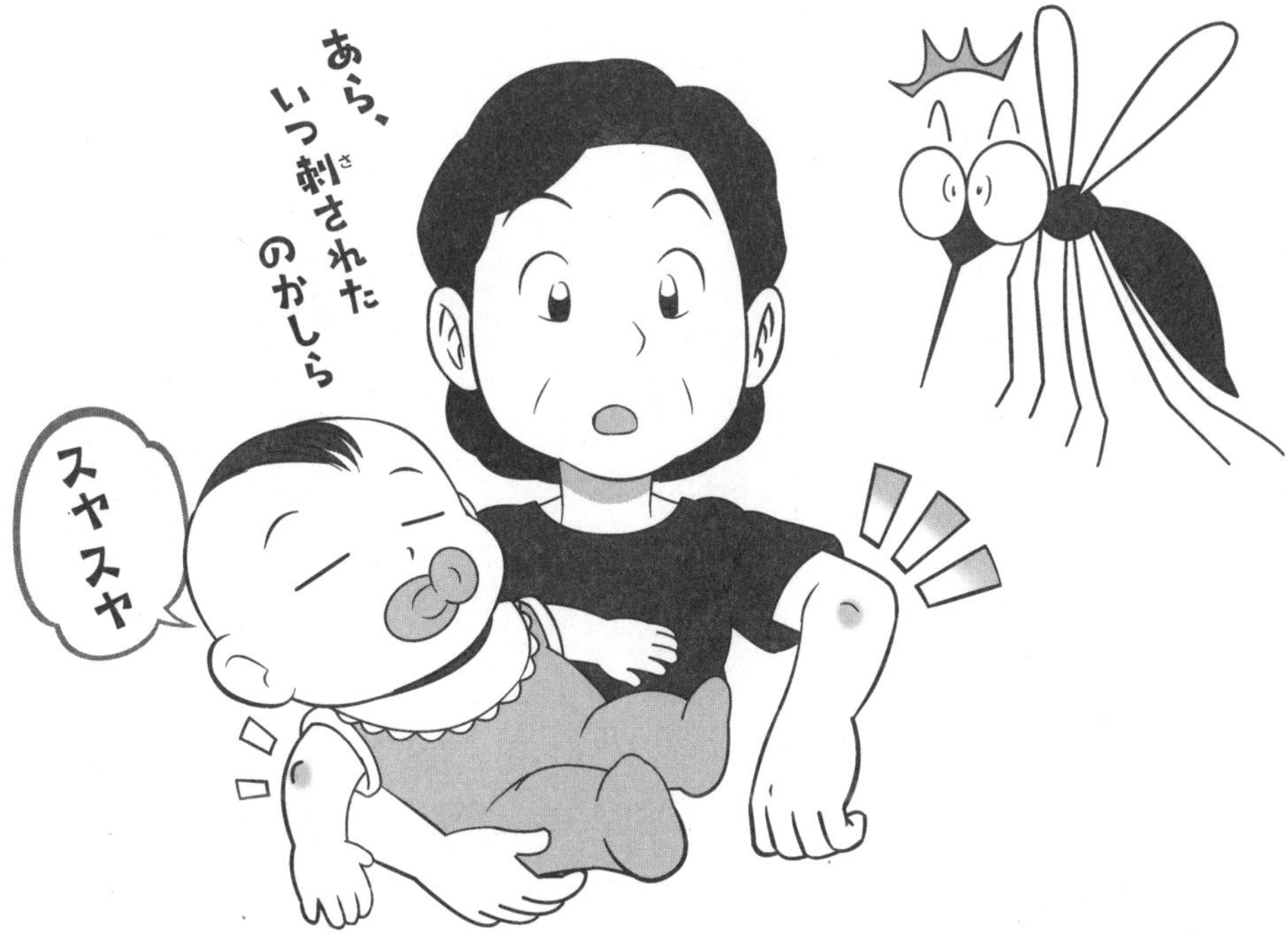

かゆみが引《ひ》き起《お》こされます。でも免疫反応《めんえきはんのう》は、その異物《いぶつ》を体内《たいない》に入《い》れたことがないと起《お》きません。だから蚊《か》に初《はじ》めて刺《さ》された赤《あか》ちゃんは、かゆくならないのです。

また、刺《さ》された回数《かいすう》によって、反応《はんのう》のしかたも変《か》わってきます。少《すく》ないうちは翌日《よくじつ》など時間《じかん》が経《た》ってからかゆみが出《で》ますが、多《おお》くなるとすぐにかゆみが出《で》るように。そして最後《さいご》には、刺《さ》されても免疫《めんえき》が反応《はんのう》しなくなります。

だからお年寄《としよ》りは、蚊《か》に刺《さ》されてもかゆくなりにくいのです。

90℃の部屋《へや》に入《はい》ってもからだはやけどしない

本当《ほんとう》です。実際《じっさい》にサウナの室温《しつおん》は90℃から100℃もあります。サウナでやけどしない理由《りゆう》は2つ。

ひとつは、大量《たいりょう》の汗《あせ》がからだを守《まも》ってくれるから。汗《あせ》は蒸発《じょうはつ》するときに、からだの表面《ひょうめん》から温度《おんど》を奪《うば》っていきます。汗《あせ》をたくさんかくほど、からだを冷《ひ》やす効果《こうか》があるのです。

もうひとつは、部屋《へや》の空気《くうき》がカラカラに乾《かわ》いているから。つまり空気《くうき》中《ちゅう》の水分《すいぶん》がとても少《すく》ないのです。

水《みず》は、触《ふ》れたものに熱《ねつ》を伝《つた》えやすい性質《せいしつ》を持《も》っています。90℃の熱湯《ねっとう》に触《ふ》れれば、大《おお》やけどを負《お》ってしまいます。一方《いっぽう》、空気《くうき》は熱《ねつ》を伝《つた》えにくい性質《せいしつ》を持《も》っています。90℃の空気《くうき》に触《ふ》れても、皮《ひ》ふの表面温度《ひょうめんおんど》は体温《たいおん》より少《すこ》し高《たか》くなる程度《ていど》です。

だから水分《すいぶん》が少《すく》ない乾《かわ》いた部屋《へや》なら、高温《こうおん》でも耐《た》えられるのです。

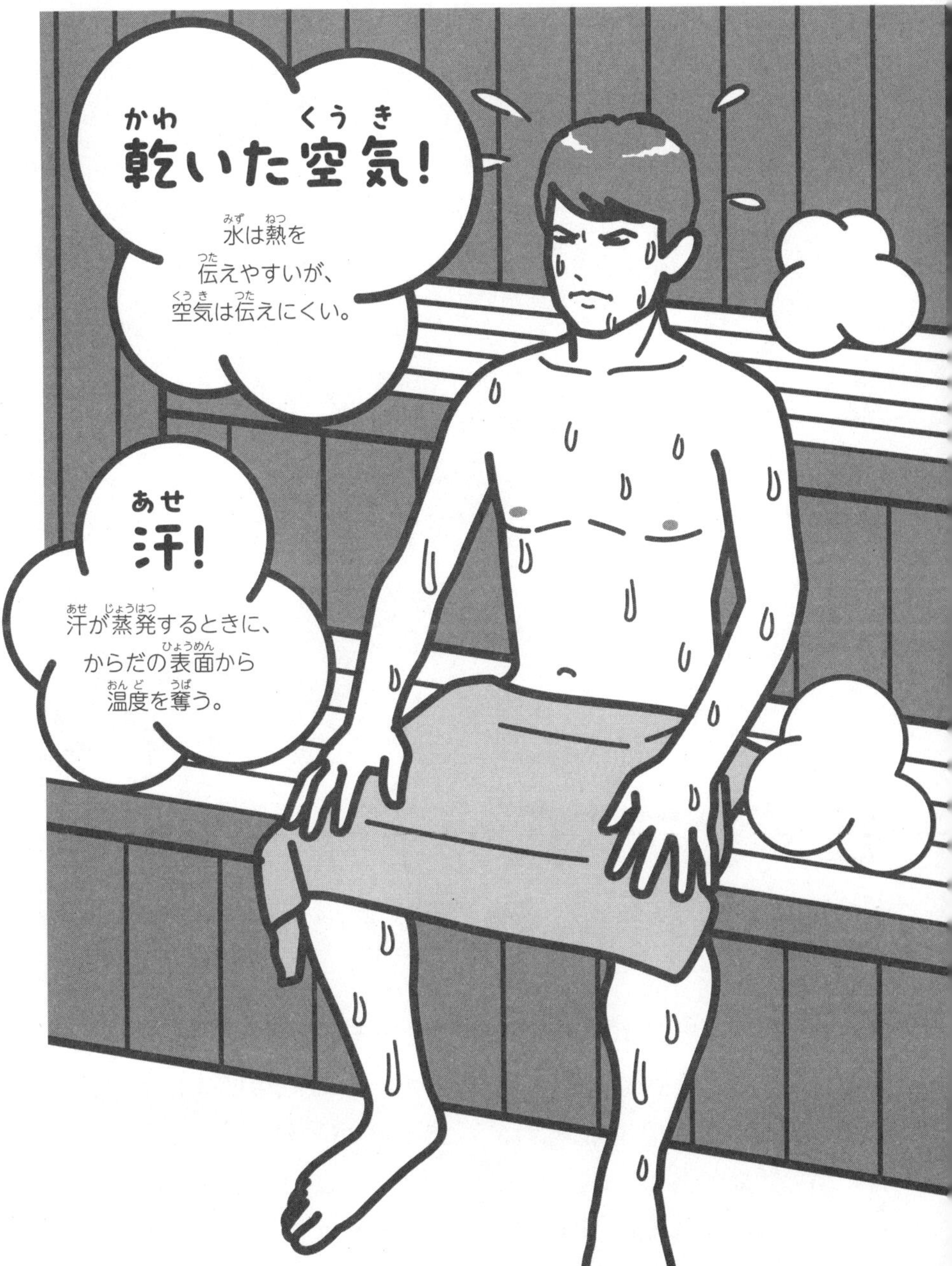
乾《かわ》いた空気《くうき》!
水《みず》は熱《ねつ》を
伝《つた》えやすいが、
空気《くうき》は伝《つた》えにくい。
汗《あせ》!
汗《あせ》が蒸発《じょうはつ》するときに、
からだの表面《ひょうめん》から
温度《おんど》を奪《うば》う。

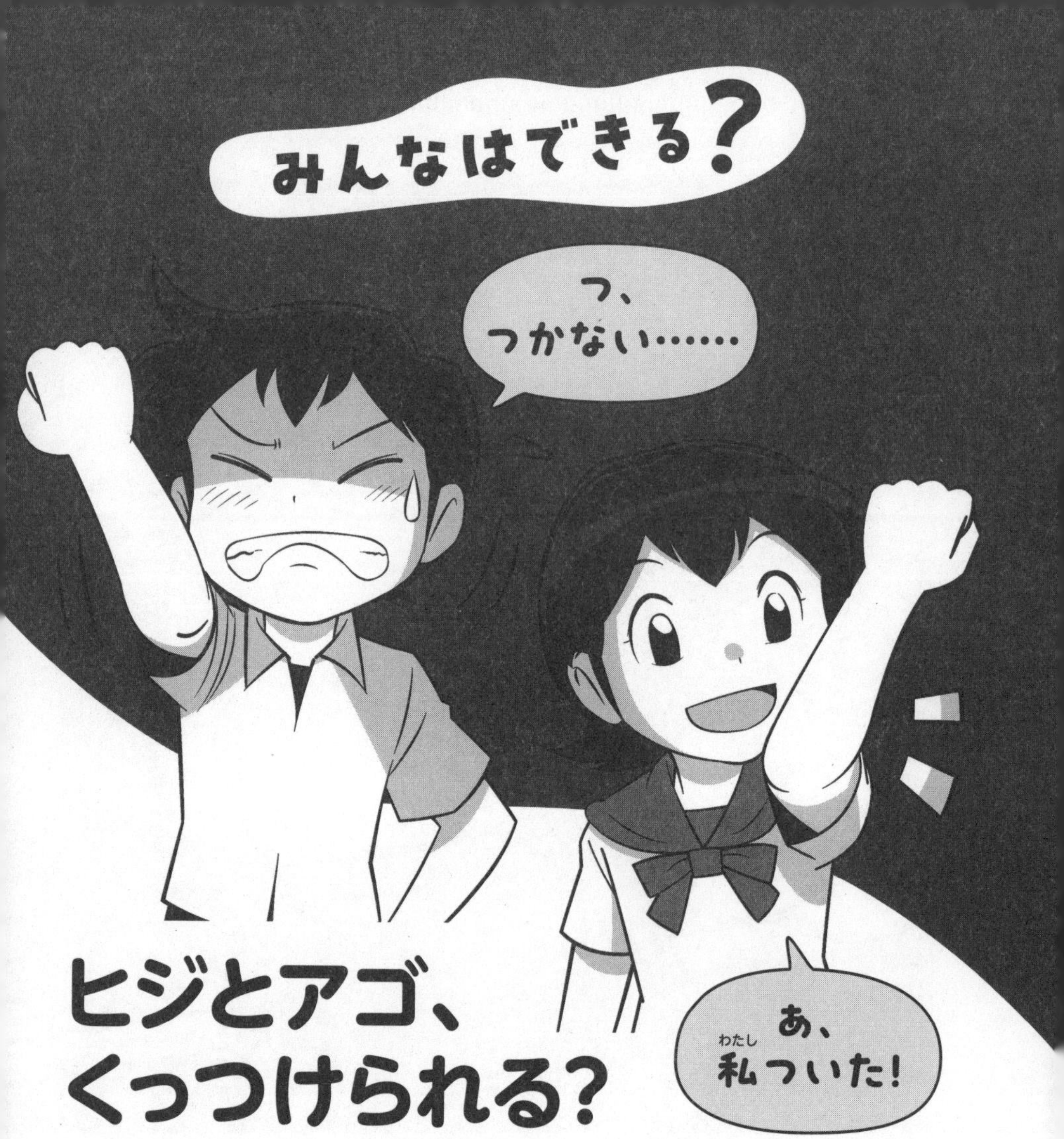

ヒジとアゴ、くっつけられる？

みんなはヒジを曲《ま》げて自分《じぶん》のアゴにつけることができる？　つきそうでつかないんじゃないかな。これにはいくつか理由《りゆう》があって、ひとつは、アゴから肩《かた》の長《なが》さが肩《かた》からヒジの長《なが》さよりも短《みじか》いから。あとは、肩《かた》の関節《かんせつ》の動《うご》かせる範囲《はんい》が限《かぎ》られていることも関係《かんけい》しているよ。中《なか》には、つけられる人《ひと》もいるんだけど、それは上腕《じょうわん》（肩《かた》からヒジ）が短《みじか》かったり、肩《かた》の関節《かんせつ》がやわらかかったりするからなんだって。

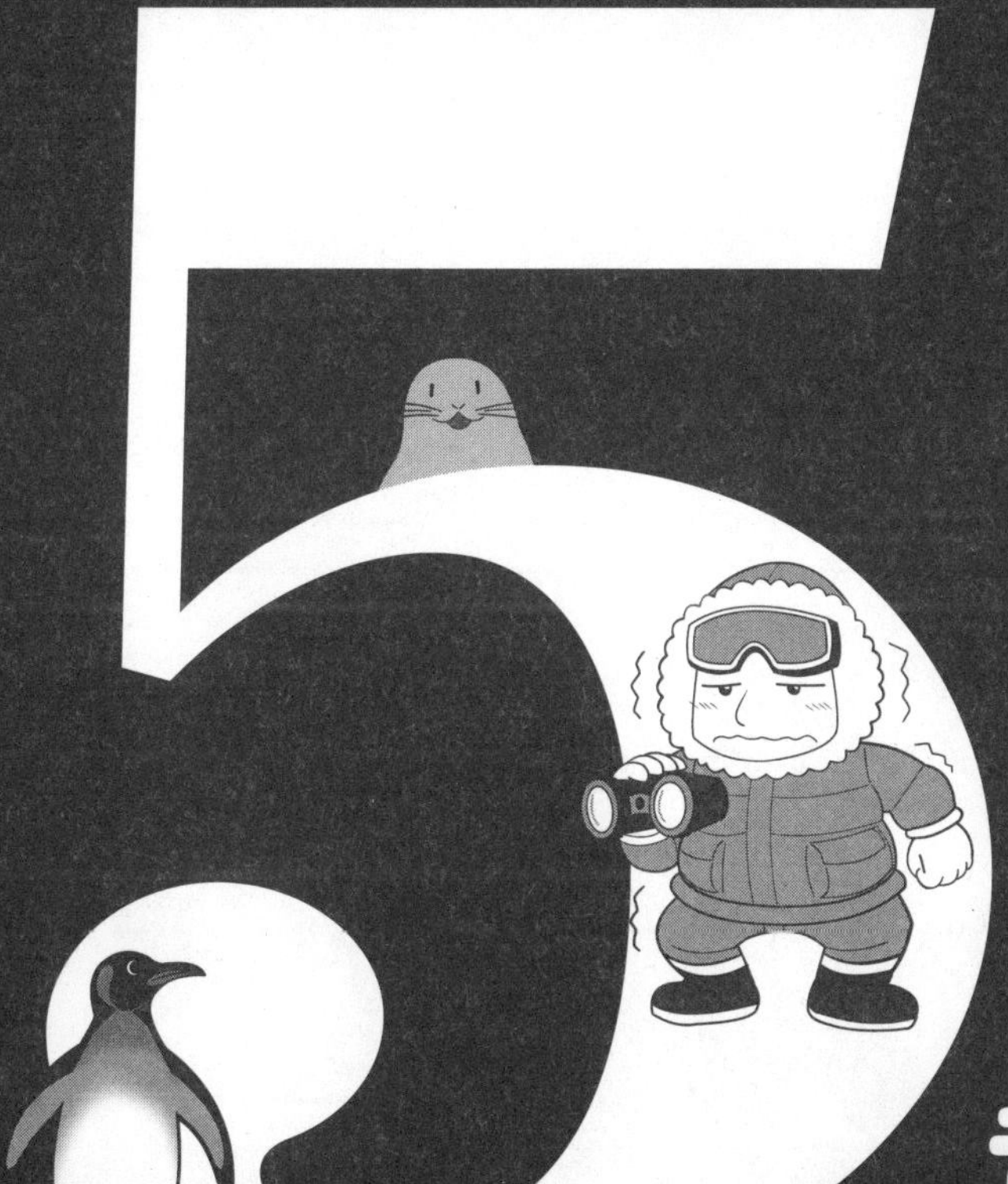

5章《しょう》

あした話《はな》したくなる

生《せい》活《かつ》に関《かか》わるからだのふしぎ

まだまだあるぞ！　からだのふしぎ

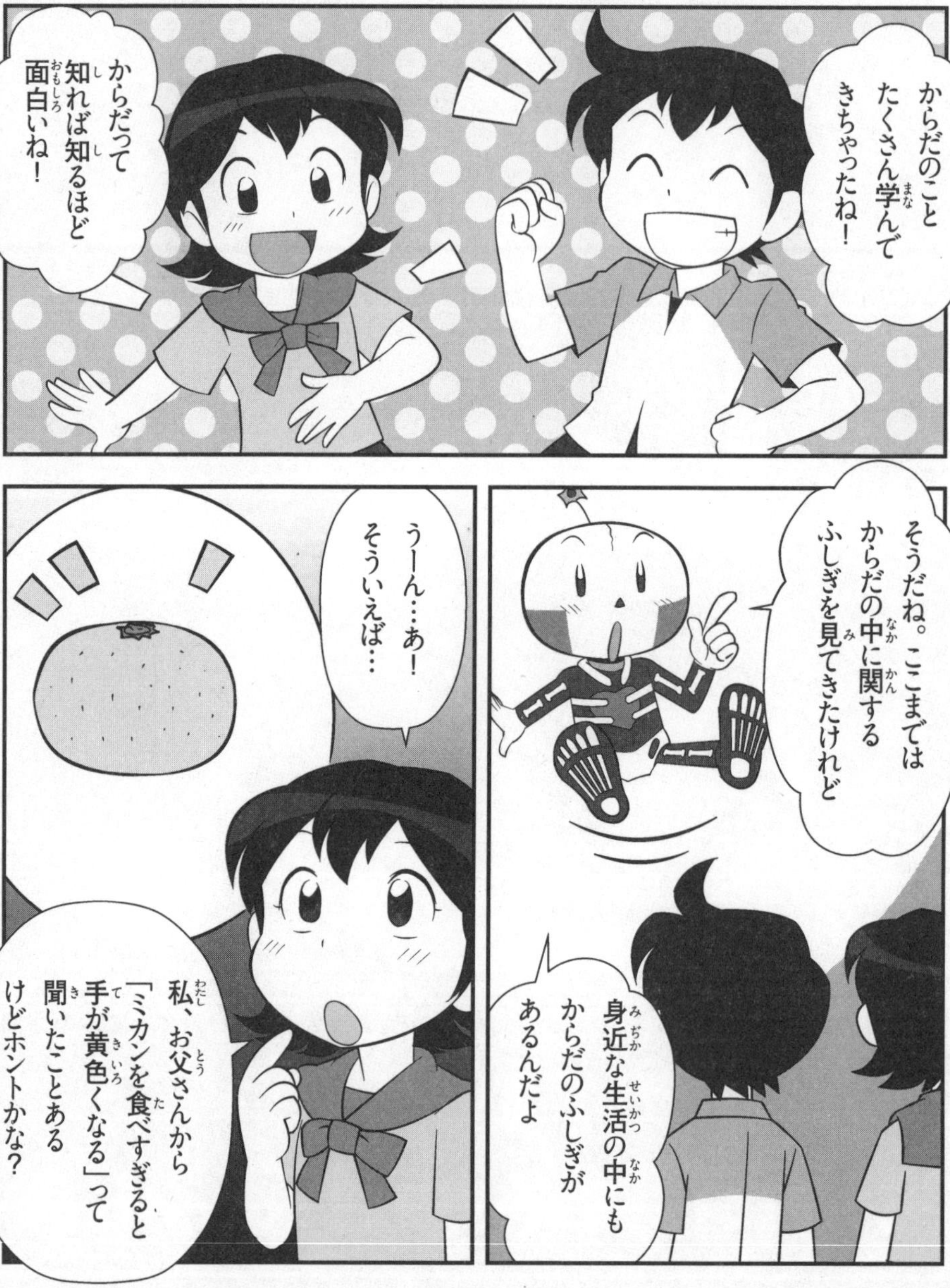
からだのこと たくさん学《まな》んで きちゃったね！
からだって 知《し》れば知《し》るほど 面白《おもしろ》いね！
そうだね。ここまでは からだの中《なか》に関《かん》する ふしぎを見《み》てきたけれど
身近《みぢか》な生活《せいかつ》の中《なか》にも からだのふしぎが あるんだよ
うーん…あ！ そういえば…
私《わたし》、お父《とう》さんから 「ミカンを食《た》べすぎると 手《て》が黄色《きいろ》くなる」って 聞《き》いたことある けどホントかな？

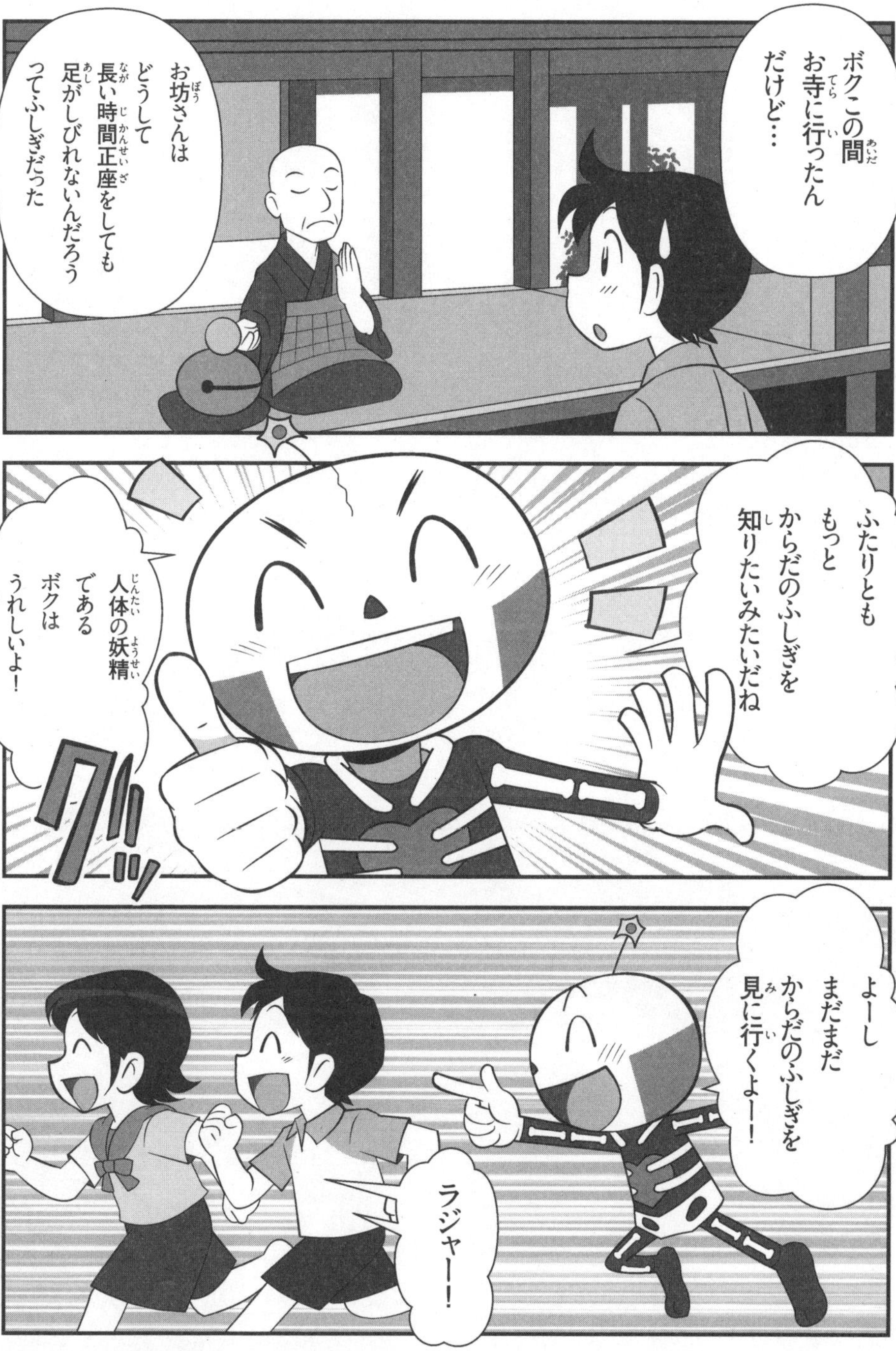
ボクこの間《あいだ》お寺《てら》に行《い》ったんだけど…
お坊《ぼう》さんはどうして長《なが》い時間正座《じかんせいざ》をしても足《あし》がしびれないんだろうってふしぎだった
ふたりとももっとからだのふしぎを知《し》りたいみたいだね
人体《じんたい》の妖精《ようせい》であるボクはうれしいよ!
グッ
よーしまだまだからだのふしぎを見《み》に行《い》くよー!
ラジャー!

レモンをかじると体内時計《たいないどけい》が直《なお》る

私《わたし》たちのからだの中《なか》には、じつは「見《み》えない時計《とけい》」があります。

たとえば、時計《とけい》がなく、朝《あさ》か夜《よる》かもわからない部屋《へや》で過《す》ごすとしましょう。それでも人《ひと》は、毎日《まいにち》ほぼ同《おな》じ間隔《かんかく》で起《お》きて、おなかが減《へ》り、眠《ねむ》くなります。これは一定《いってい》のリズムをきざむ時計《とけい》のような遺伝子《いでんし》（体内時計《たいないどけい》）が、私《わたし》たちのからだにそなわっているからです。

ところがこの体内時計《たいないどけい》は、約《やく》25時間《じかん》

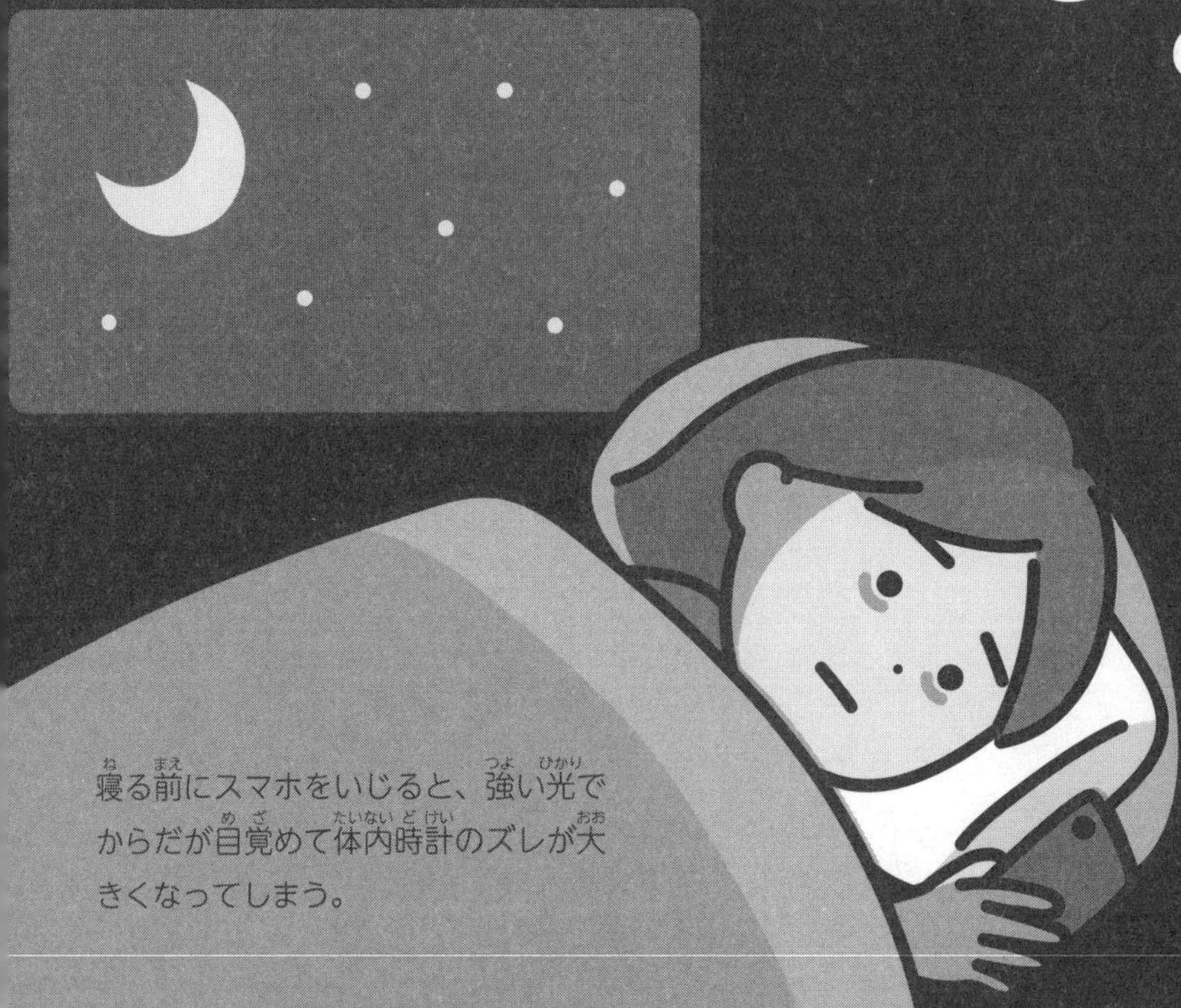

寝《ね》る前《まえ》にスマホをいじると、強《つよ》い光《ひかり》でからだが目覚《めざ》めて体内時計《たいないどけい》のズレが大《おお》きくなってしまう。

で1周《しゅう》することがわかっています。実《じっ》際《さい》の1日《にち》（24時間《じかん》）とは1時間《じかん》ずれているのです。そのため放《ほう》っておくと、いずれは朝《あさ》に眠《ねむ》くなって夜《よる》に目《め》が覚《さ》めるといった生活《せいかつ》になってしまいます。

この現実《げんじつ》の時間《じかん》と体内時計《たいないどけい》のズレを直《なお》すのに、効果的《こうかてき》な方法《ほうほう》のひとつがレモンをかじること。「これから活動《かつどう》の時間《じかん》だ！」と頭《あたま》がさえて、体内時計《たいないどけい》のズレがリセットされます。もちろん、規則正《きそくただ》しい生活《せいかつ》をすることがいちばん大事《だいじ》なのは言《い》うまでもありません。

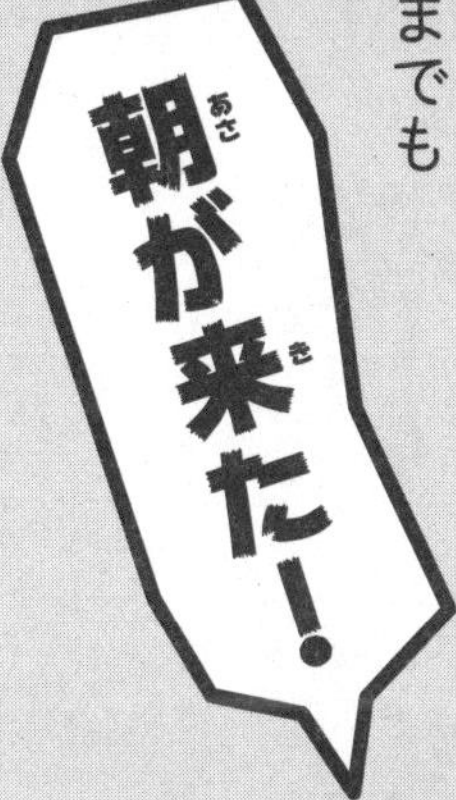

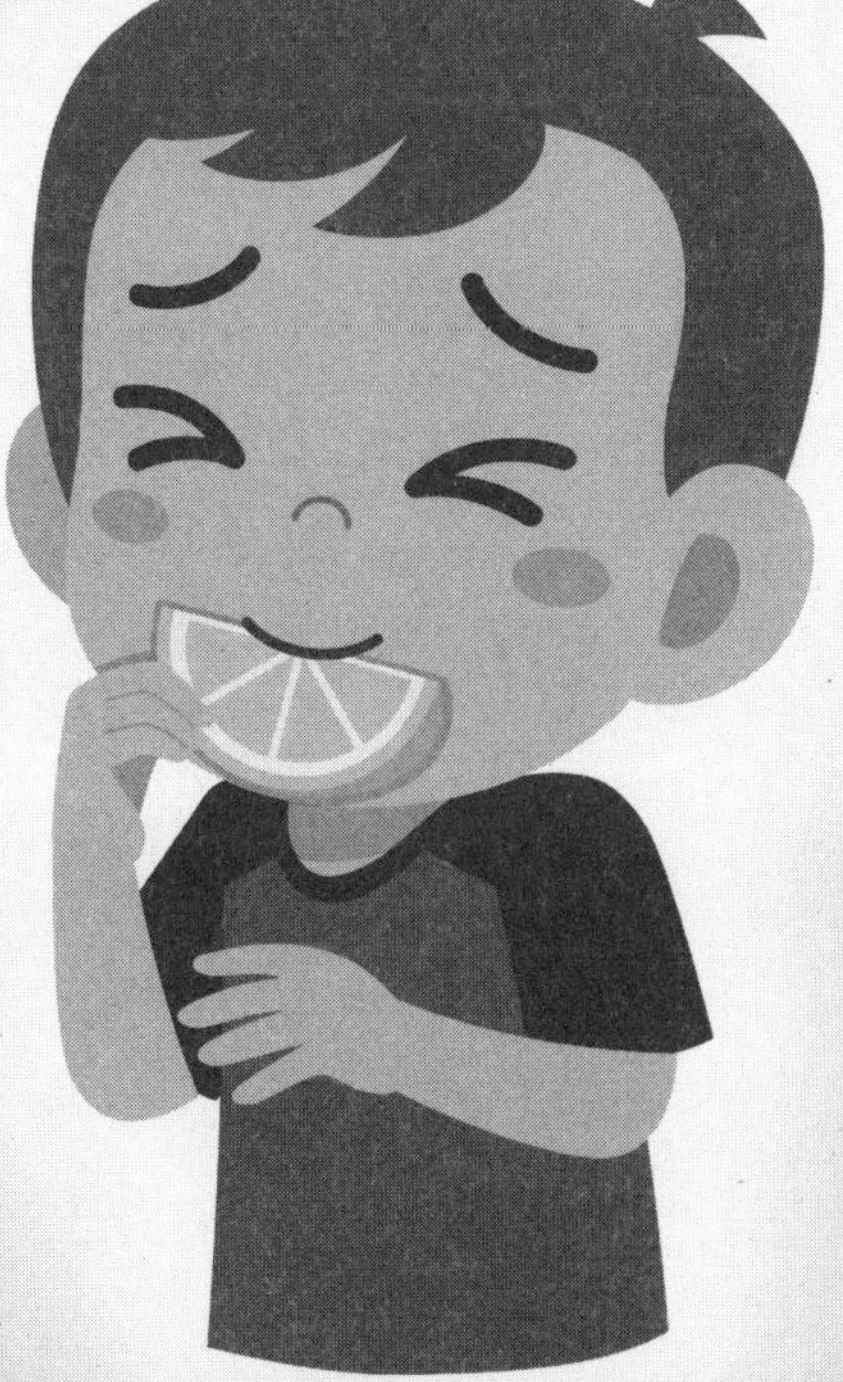

レモンの果汁《かじゅう》とリモネンという香《かお》り成分《せいぶん》が、頭《あたま》をすっきりさせて体内時《たいないど》計《けい》のズレを調節《ちょうせつ》してくれる。

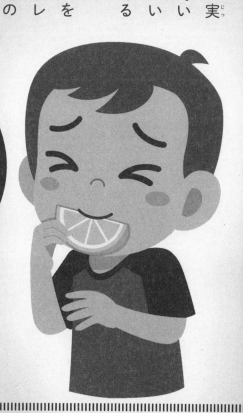

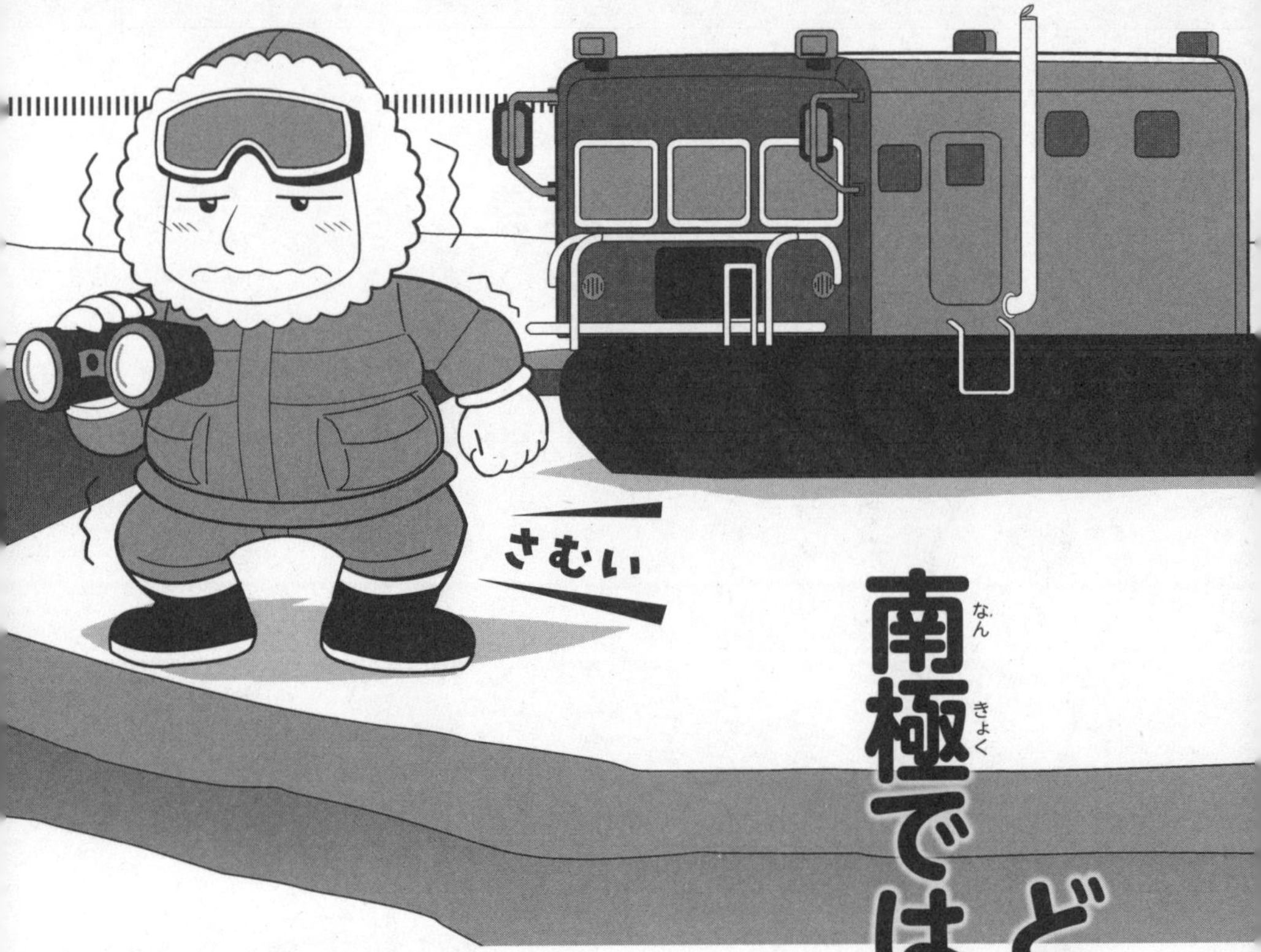

南極《なんきょく》ではどれだけ寒《さむ》くてもかぜを引《ひ》かない

うっかり薄着《うすぎ》で寝《ね》て、かぜを引《ひ》いてしまったことはないですか？体温《たいおん》が下《さ》がると、菌《きん》やウイルスからからだを守《まも》る抵抗力《ていこうりょく》が落《お》ちてしまいます。だから、寝《ね》るときはなるべくからだを温《あたた》めたほうがいいのです。

ところが南極《なんきょく》では、寒《さむ》くてもかぜを引《ひ》きません。冬《ふゆ》には冷凍庫《れいとうこ》と同《おな》じマイナス20℃にもなるのに、なぜかぜを引《ひ》かないのでしょうか。

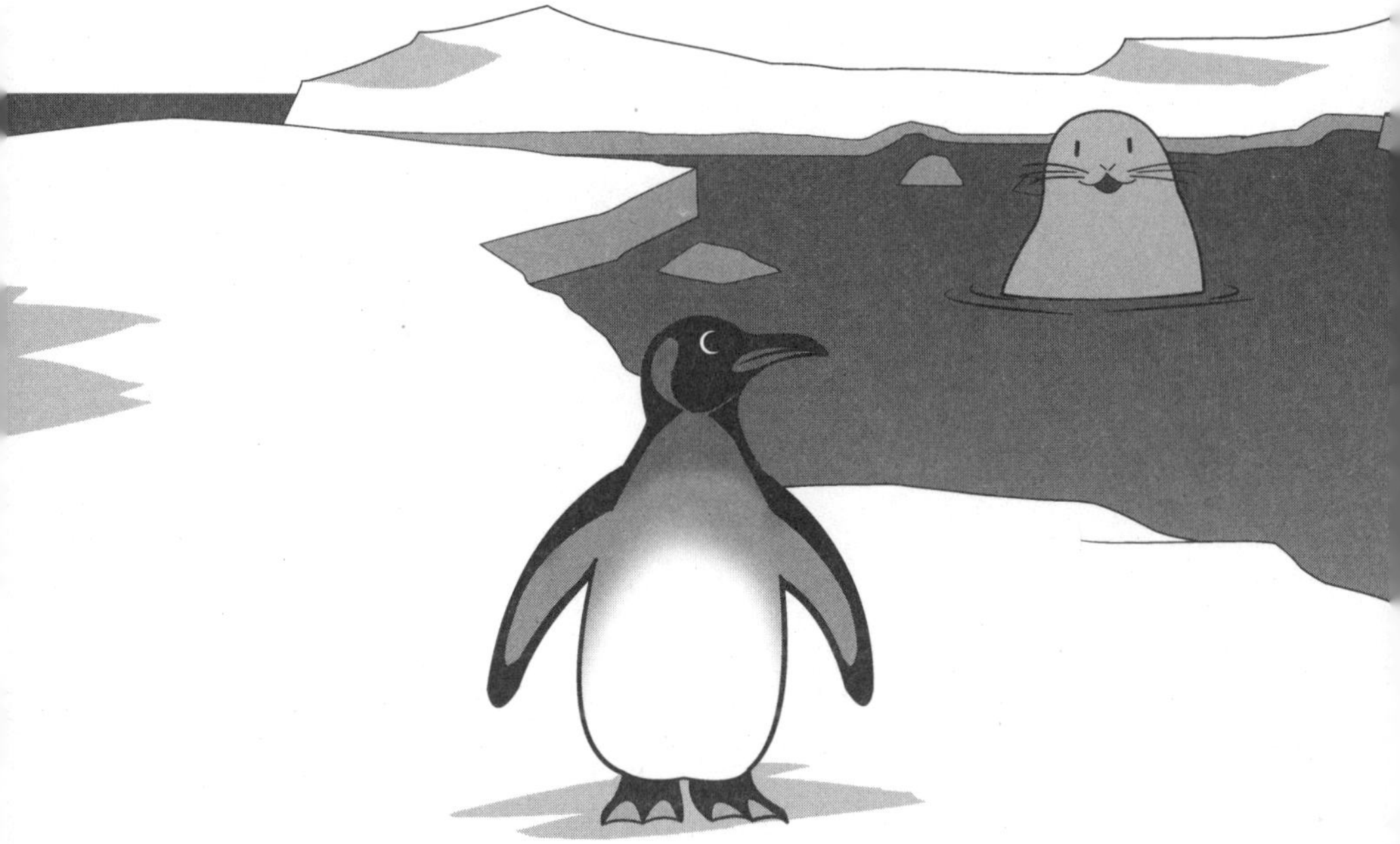

その理由《りゆう》は、かぜの原因《げんいん》となるウイルスがいないから。

ウイルスは基本的《きほんてき》に、人《ひと》や動物《どうぶつ》のからだの中《なか》にいないと生《い》きられません。南極大陸《なんきょくたいりく》にはずっと人《ひと》がいなくて、人類《じんるい》が初《はじ》めて上陸《じょうりく》したのは１８２１年《ねん》とされています。その後《ご》も、ごく少数《しょうすう》の人《ひと》しか南極《なんきょく》に滞在《たいざい》していないことから、ウイルスは増《ふ》えることができないのです。

ただし、ウイルスがいない環境《かんきょう》で過《す》ごすと抵抗力《ていこうりょく》が落《お》ちます。そのため日本《にほん》に帰《かえ》ってくると、逆《ぎゃく》にかぜを引《ひ》きやすくなるそうです。

ミカンを食《た》べすぎると肌《はだ》が黄《き》色《いろ》くなる

ミカンには、「カロテノイド」という黄《き》色《いろ》やだいだい色《いろ》をした色素《しきそ》がふくまれています。これがミカンを黄色《きいろ》に染《そ》めているのです。

ミカンを食《た》べすぎると、このカロテノイドが顔《かお》や手《て》のひら、足《あし》の裏《うら》などにたまって、染《し》みついてしまいます。その結果《けっか》、ミカンのように肌《はだ》が黄色《きいろ》くなってしまいます。このような症状《しょうじょう》を、ミカン（蜜柑《みかん》）のように皮《ひ》ふが黄色《きいろ》く染《そ》まるので「柑皮症《かんぴしょう》」といいます。

手《て》のひらが黄色《きいろ》くなったら驚《おどろ》くと思《おも》いますが、心配《しんぱい》はいりません。カロテノイドをふくむ食《た》べ物《もの》を少《すく》なくすれば自然《しぜん》と治《なお》ります。

ちなみにカロテノイドは、ニンジンやカボチャなどにも多《おお》くふくまれていて、食《た》べすぎなければ肌《はだ》をきれいにしてくれます。

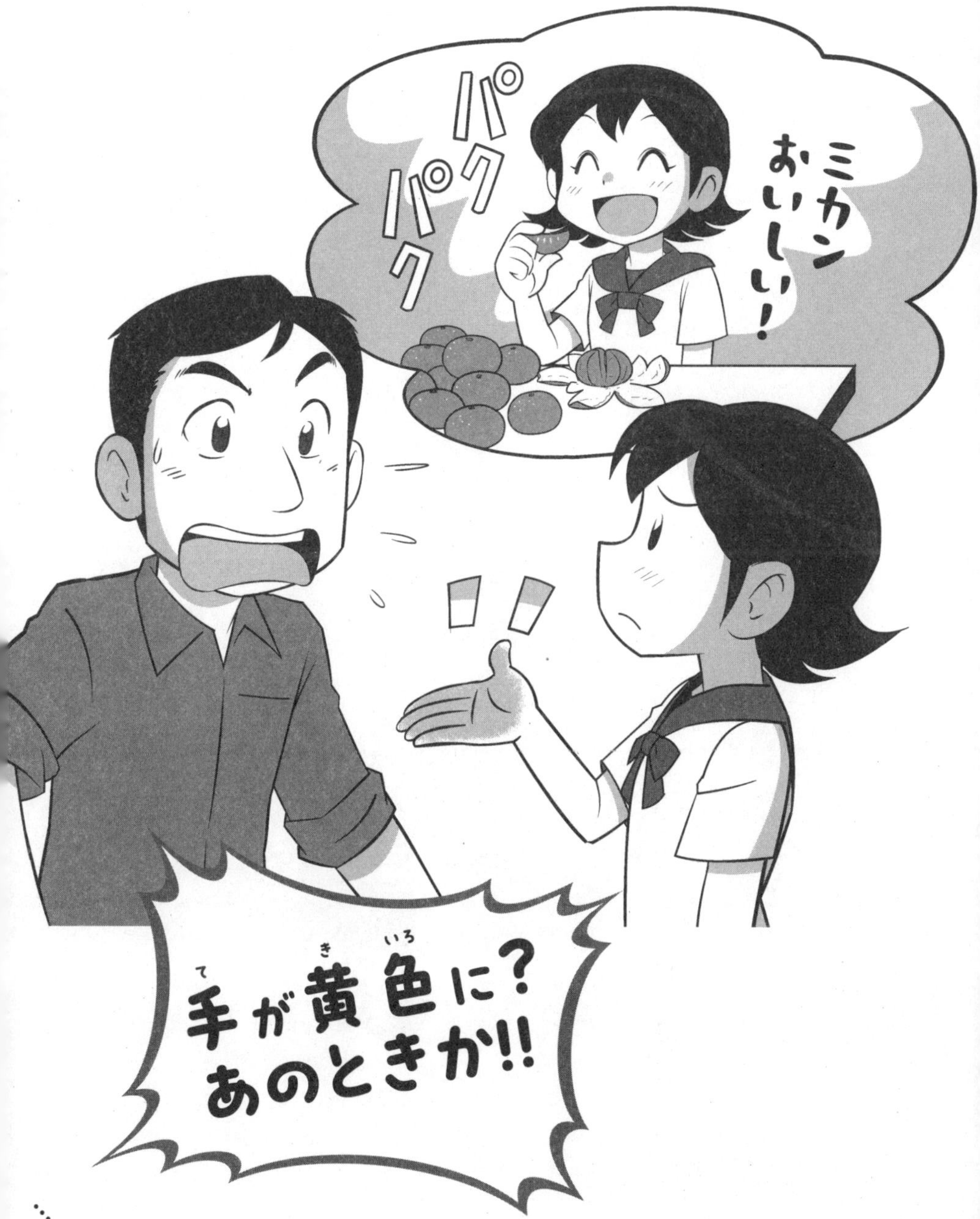
ミカンおいしい！
パクパク
手《て》が黄《き》色《いろ》に？
あのときか!!

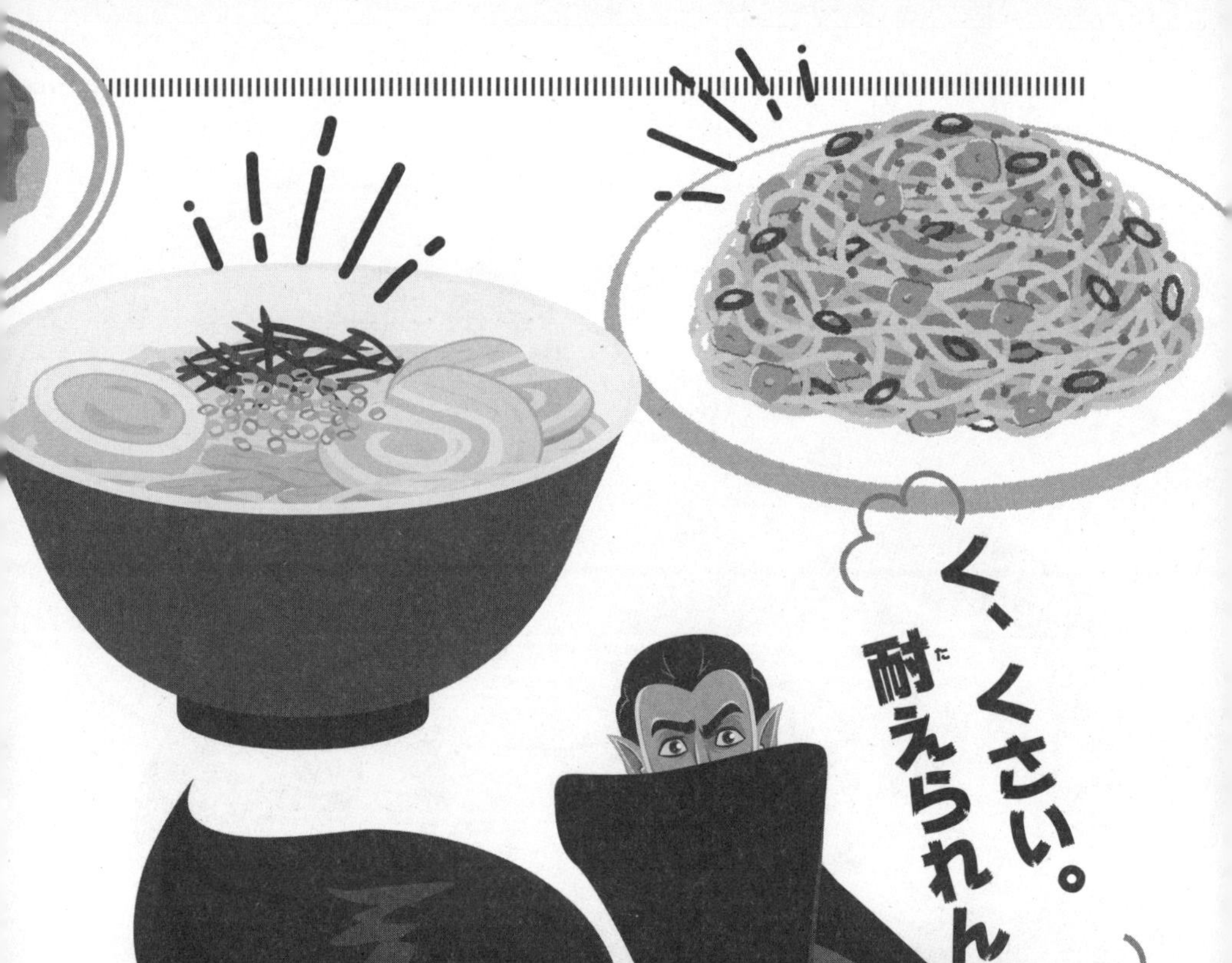

ニンニクのにおい成分《せいぶん》は、腸《ちょう》で吸収《きゅうしゅう》されて血管《けっかん》の中《なか》に入《はい》る。だから歯《は》をみがいただけでは、息《いき》のにおいは取《と》れない。

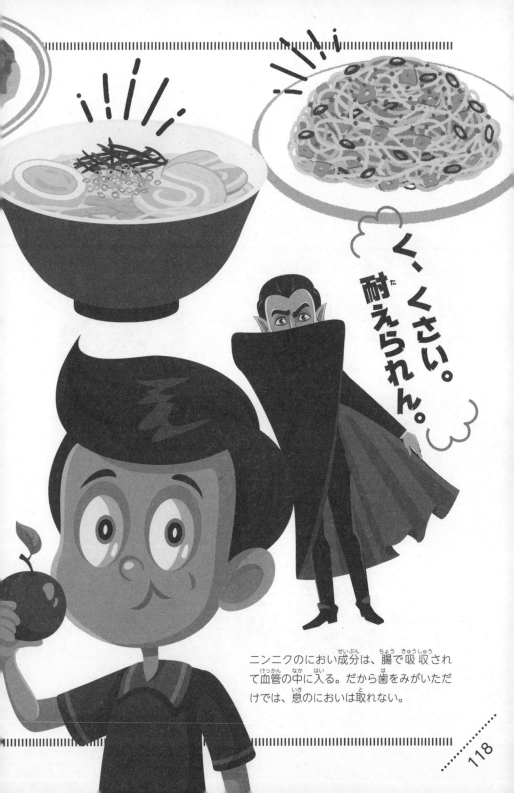

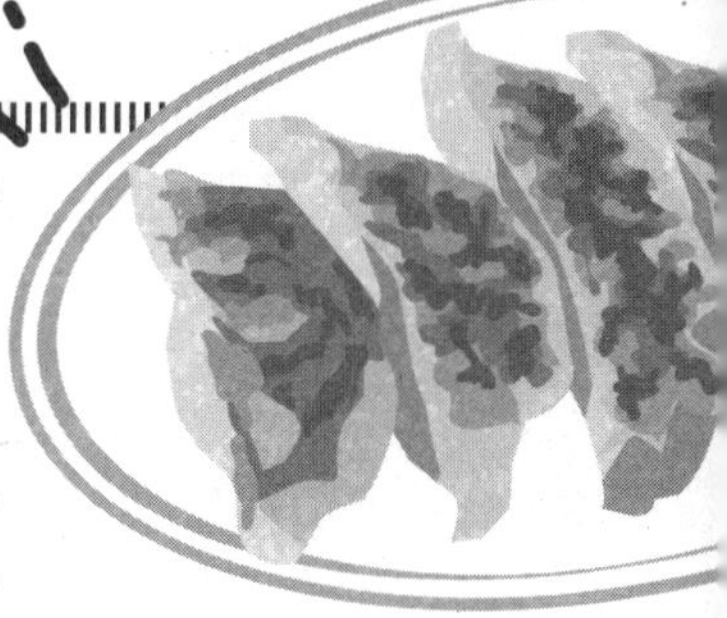

リンゴを食《た》べるとニンニクのにおいが消《き》える

ドラキュラが、十字架《じゅうじか》と同《おな》じくらい嫌《きら》うニンニク。においが強《つよ》く、スプーン1杯《ぱい》の量《りょう》でも食《た》べると、完全《かんぜん》ににおいが消《き》えるまで、約《やく》2日《ふつか》はかかるという報告《ほうこく》もあるほどです。

でも、ギョーザもラーメンもパスタも食《た》べたい……。そんなときは、ニンニク料理《りょうり》を食《た》べてから、すぐにリンゴをかじりましょう。

リンゴには、ポリフェノールという成分《せいぶん》がたくさんふくまれています。これが、ニンニクのにおい成分《せいぶん》とからだの中《なか》でくっついて、においの出《で》ない物《ぶっ》質《しつ》に変《か》わるのです。

ポリフェノールは、皮《かわ》のまわりにたくさんあるので、リンゴは皮《かわ》つきのまま食《た》べるのがおすすめ。また、ブドウや緑茶《りょくちゃ》にもポリフェノールが多《おお》くふくまれているため、口《くち》にするとニンニクのにおいを消《け》す効果《こうか》があります。

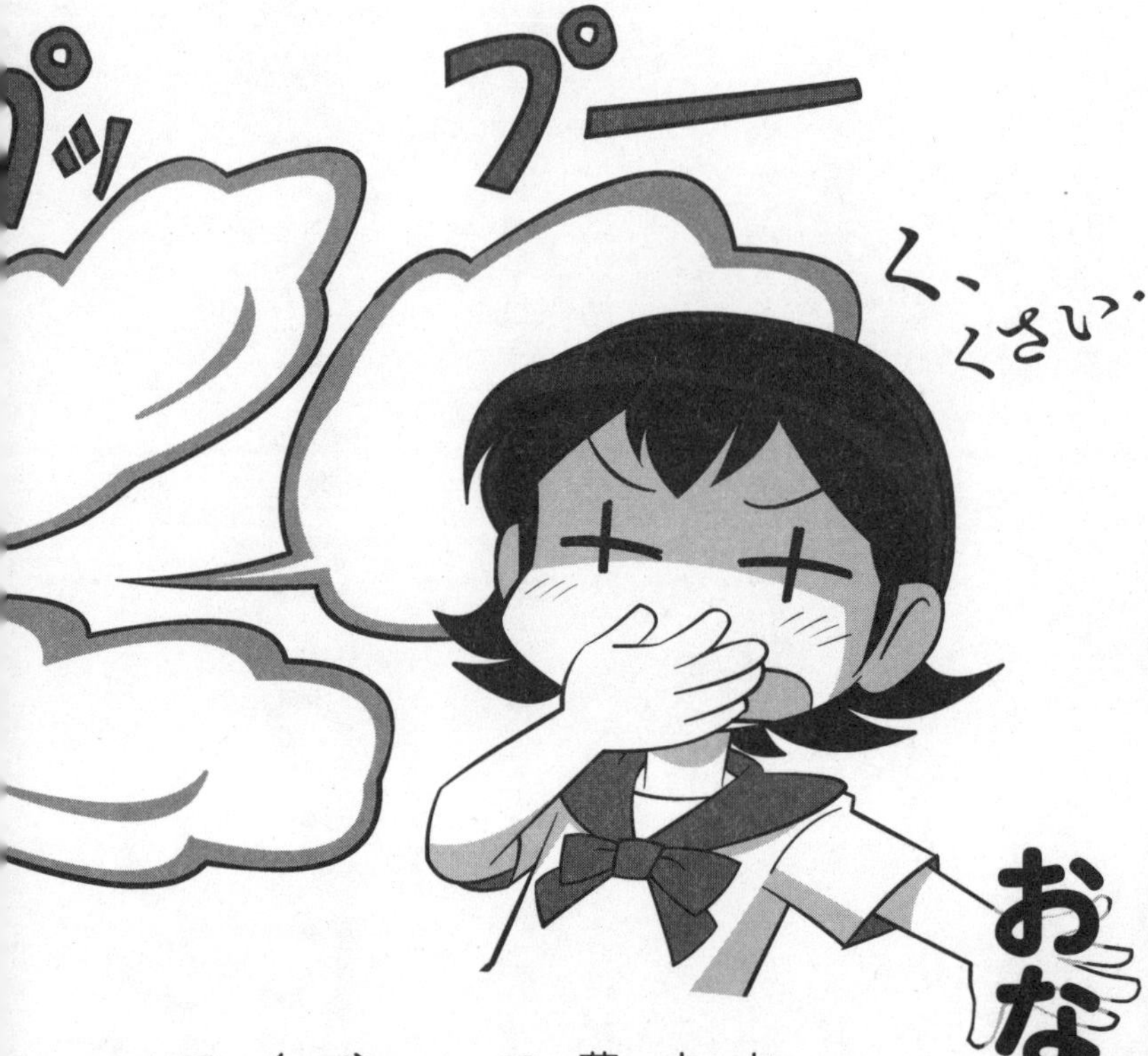

ジャスミンのにおいはおならといっしょ

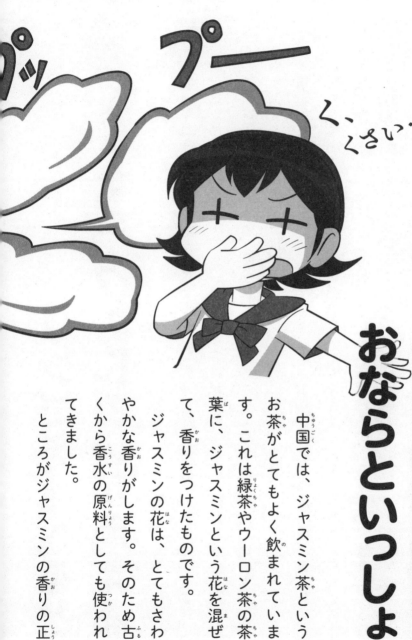

中国《ちゅうごく》では、ジャスミン茶《ちゃ》というお茶《ちゃ》がとてもよく飲《の》まれています。これは緑茶《りょくちゃ》やウーロン茶《ちゃ》の茶《ちゃ》葉《ば》に、ジャスミンという花《はな》を混《ま》ぜて、香《かお》りをつけたものです。

ジャスミンの花《はな》は、とてもさわやかな香《かお》りがします。そのため古《ふる》くから香水《こうすい》の原料《げんりょう》としても使《つか》われてきました。

ところがジャスミンの香《かお》りの正《しょう》

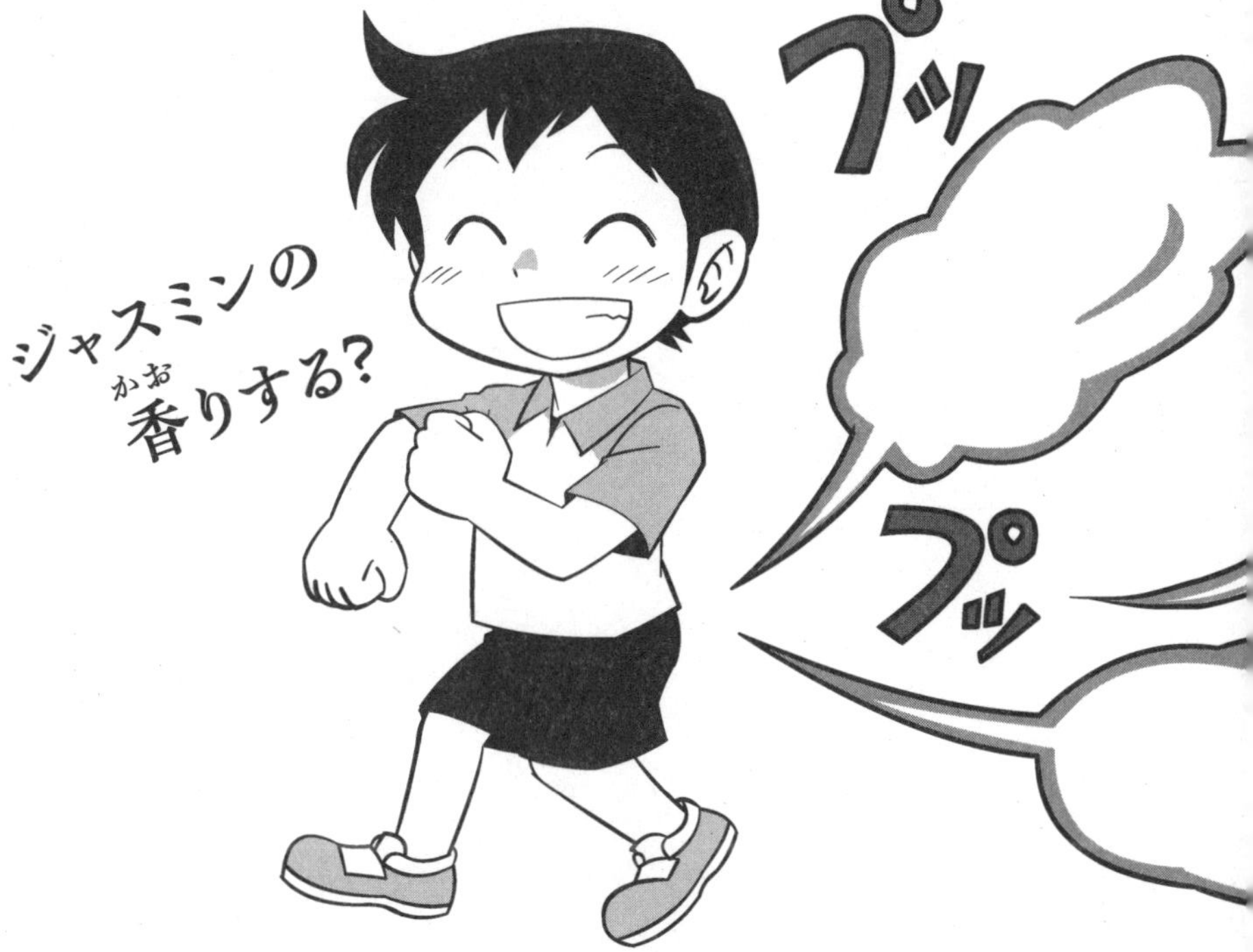

体《たい》を科学的《かがくてき》に調《しら》べたところ、驚《おどろ》くべきことがわかりました。なんと、おならやうんちのにおいの成分《せいぶん》と、まったく同《おな》じだったのです。

ジャスミンの香《かお》りの正体《しょうたい》は「インドール」と「スカトール」という成《せい》分《ぶん》です。

これらは、少《すこ》しだけならとてもいい香《かお》りに感《かん》じられます。でも、たくさん集《あつ》まって濃《こ》くなると、おならやうんちのようにくさいと感《かん》じるようになります。

どんなにいい香《かお》りでも、ほどほどに楽《たの》しんだほうがよさそうです。

傷《きず》は夜《よる》よりも昼《ひる》のほうが治《なお》りやすい

転《ころ》んでひざをすりむいた経験《けいけん》は、誰《だれ》にでもあるでしょう。最初《さいしょ》は血《ち》が流《なが》れてジンジンと痛《いた》みますが、時間《じかん》とともに自然《しぜん》と傷《きず》が治《なお》り、痛《いた》みも引《ひ》いていきます。傷口《きずぐち》のまわりにある皮《ひ》ふの細胞《さいぼう》が集《あつ》まって、傷口《きずぐち》をふさいでくれるからです。

じつは最近《さいきん》の研究《けんきゅう》では、夜《よる》よりも昼《ひる》のほうが、皮《ひ》ふの細胞《さいぼう》の動《うご》きが活《かっ》発《ぱつ》であることがわかっています。なんと昼《ひる》のほうが、傷《きず》の治《なお》りが2倍《ばい》も早《はや》いのだそうです。

このように昼《ひる》と夜《よる》で細胞《さいぼう》の動《うご》き方《かた》に違《ちが》いが出《で》るのは、昼《ひる》のほうがけがをすることが多《おお》いためだろうと研究《けんきゅう》者《しゃ》は考《かんが》えています。

細胞《さいぼう》の動《うご》きは、照明《しょうめい》をつけたり消《け》したりすることでも操作《そうさ》できます。将来《しょうらい》は、傷《きず》の治療《ちりょう》に光《ひかり》が利用《りよう》されるようになるかもしれません。

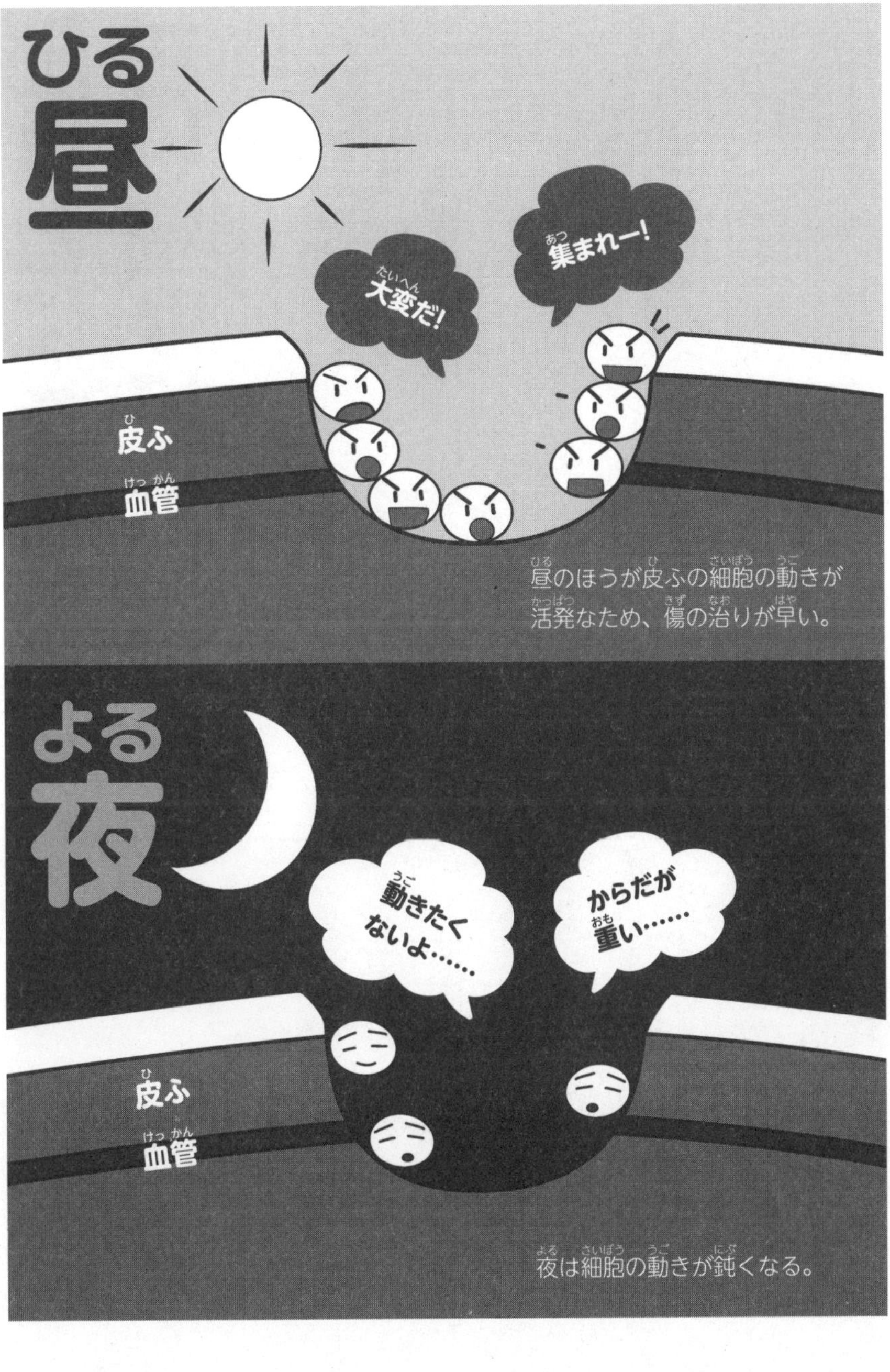

昼《ひる》
大変《たいへん》だ!
集《あつ》まれー!
皮《ひ》ふ
血管《けっかん》
昼《ひる》のほうが皮《ひ》ふの細胞《さいぼう》の動《うご》きが活発《かっぱつ》なため、傷《きず》の治《なお》りが早《はや》い。
夜《よる》
動《うご》きたくないよ……
からだが重《おも》い……
皮《ひ》ふ
血管《けっかん》
夜《よる》は細胞《さいぼう》の動《うご》きが鈍《にぶ》くなる。

脳《のう》はとにかく甘《あま》い物《もの》が好《す》き

栄養《えいよう》には、糖質《とうしつ》、脂質《ししつ》、たんぱく質《しつ》、ビタミン、ミネラルの大《おお》きく5つがあります。なかでも脳《のう》が大好《だいす》きなのが、糖質《とうしつ》です。これはお米《こめ》、パン、イモなどのほか、砂糖《さとう》を使《つか》ったケーキやジュースなど、甘《あま》い物《もの》からとれる栄養素《えいようそ》です。

みなさんが、何《なに》かを考《かんが》えたり勉強《べんきょう》したりするとき、脳《のう》は糖質《とうしつ》をエネルギーにして動《うご》いています。そのため糖質《とうしつ》が足《た》りないと頭《あたま》が働《はたら》かず、ぼーっとしてしまいます。

脳《のう》が1日《にち》に使《つか》う糖質《とうしつ》の量《りょう》は、だいたい120g。脳《のう》の重《おも》さは体重《たいじゅう》の2%しかありませんが、1日《にち》にからだが使《つか》うエネルギーの20%を脳《のう》が使《つか》うほどの大食《おおぐ》いです。

ただし、糖質《とうしつ》のとりすぎは肥満《ひまん》や生活習慣病《せいかつしゅうかんびょう》などの原因《げんいん》となるので、食《た》べすぎには注意《ちゅうい》しましょう。

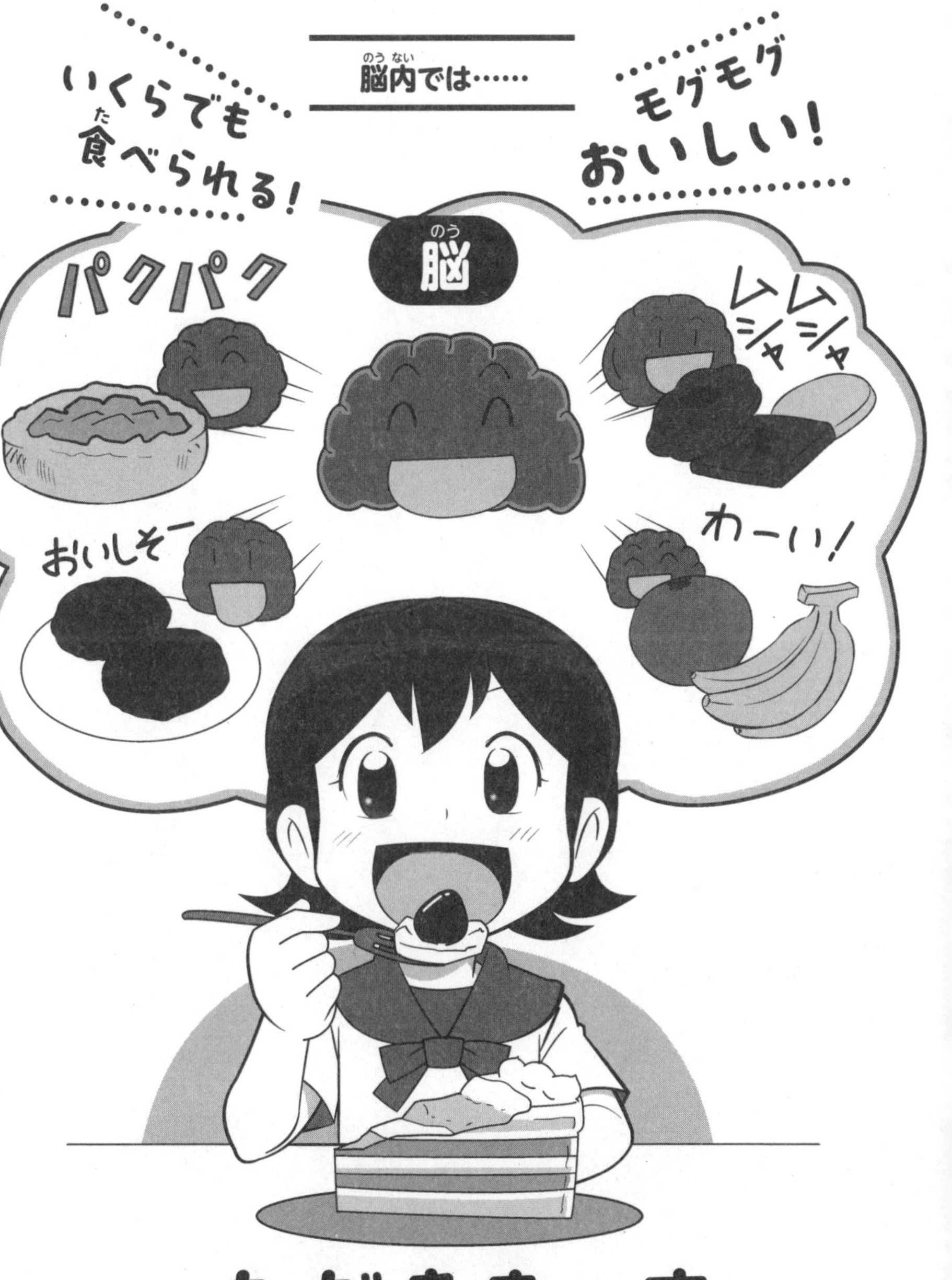
脳内《のうない》では……
いくらでも
食《た》べられる！
モグモグ
おいしい！
脳《のう》
パクパク
ムシャムシャ
おいしそー
わーい！
いただきまーす。

正座《せいざ》に慣《な》れると足《あし》がしびれにくくなる

足《あし》がしびれるとピリピリとした痛《いた》みが走《はし》るのは、ずばり、神経《しんけい》が圧迫《あっぱく》されるからです。

足《あし》の神経《しんけい》は、近《ちか》くの血管《けっかん》を流《なが》れる血《ち》から、酸素《さんそ》をもらって働《はたら》いています。しかし、正座《せいざ》をすると、足《あし》の血管《けっかん》がからだの重《おも》みで押《お》しつぶされてしまいます。すると、血《ち》のめぐりが悪《わる》くなり、足《あし》の神経《しんけい》に酸素《さんそ》が届《とど》けられません。

酸素《さんそ》が足《た》りなくなった神経《しんけい》は、「緊急事態《きんきゅうじたい》だ！」と脳《のう》に異常《いじょう》を知《し》らせる電流《でんりゅう》を送《おく》ります。そのため足《あし》がピリピリと痛《いた》むのです。

一方《いっぽう》で、お坊《ぼう》さんなど、いつも正《せい》座《ざ》をしている人《ひと》は、神経《しんけい》に酸素《さんそ》を送《おく》るため、太《ふと》い血管《けっかん》から枝分《えだわ》かれした細《ほそ》い血管《けっかん》が、どんどん太《ふと》くなります。だから正座《せいざ》をしても、足《あし》がしびれないのです。

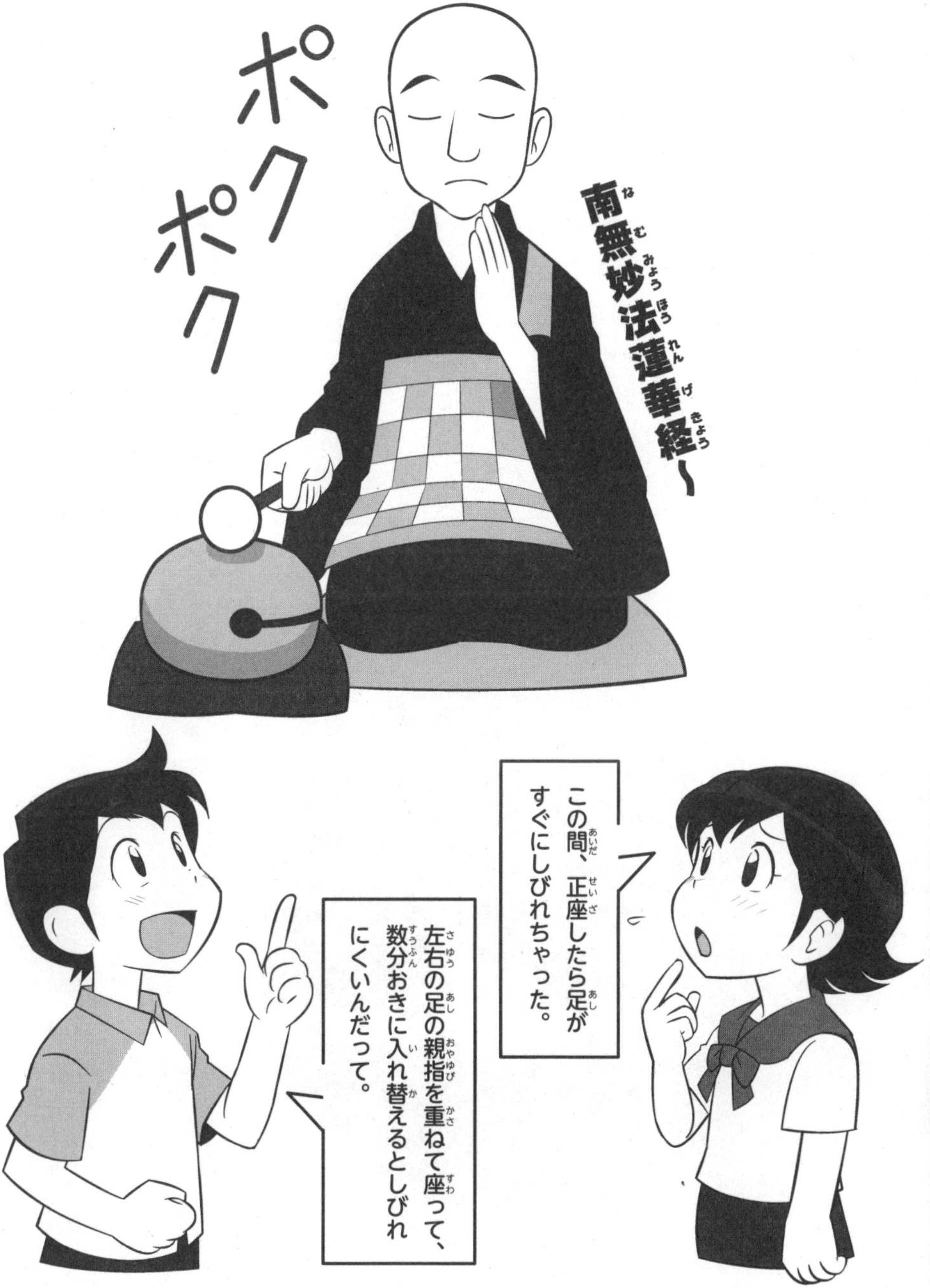
南《な》無《む》妙《みょう》法《ほう》蓮《れん》華《げ》経《きょう》〜
ポクポク
この間《あいだ》、正座《せいざ》したら足《あし》がすぐにしびれちゃった。
左右《さゆう》の足《あし》の親指《おやゆび》を重《かさ》ねて座《すわ》って、数分《すうふん》おきに入《い》れ替《か》えるとしびれにくいんだって。

おならをがまんしすぎるとからだがくさくなる

人《ひと》は1日《にち》に、何回《なんかい》おならをしていると思《おも》いますか?

正解《せいかい》は10回前後《かいぜんご》。だいたい500㎖のペットボトル1本分《ぽんぶん》の量《りょう》のおならを毎日《まいにち》出《だ》しています。

おならの約《やく》70%は、空気《くうき》でできています。私《わたし》たちは知《し》らないうちに、食《た》べたり飲《の》んだりするときにたくさんの空気《くうき》をのみこんでいるのです。その空気《くうき》が、からだの中《なか》

おならの成分《せいぶん》

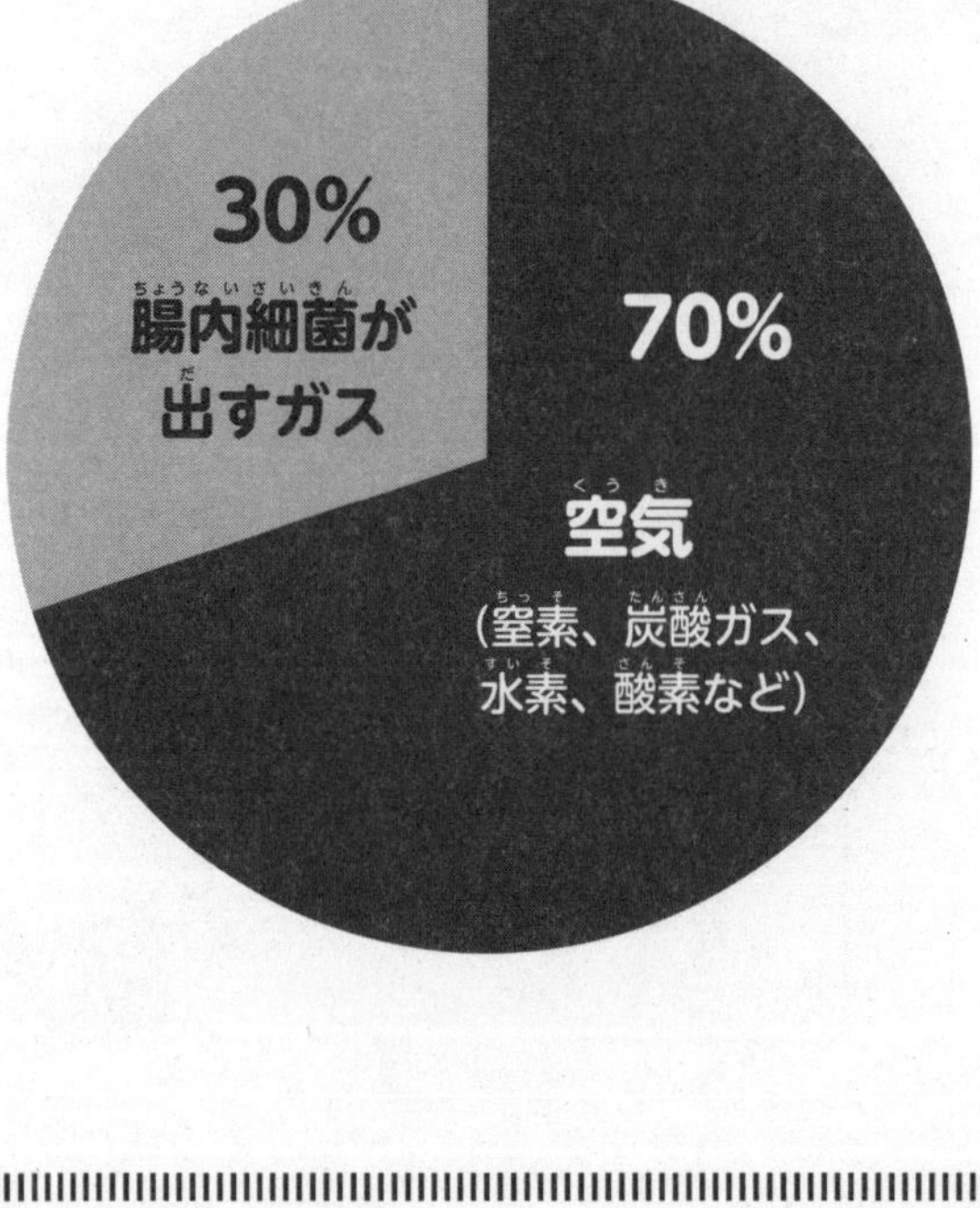

30%
腸内細菌《ちょうないさいきん》が出《だ》すガス
70%
空気《くうき》
(窒素《ちっそ》、炭酸《たんさん》ガス、水素《すいそ》、酸素《さんそ》など)

で腸内細菌《ちょうないさいきん》が出《だ》すガスと混《ま》ざって、おならになります。

おならは、からだに必要《ひつよう》ないものなので、いつかは外《そと》に出《だ》さないといけません。がまんをして「おさまった」と思《おも》っても、違《ちが》う形《かたち》で外《そと》に出《で》ようとします。おならの成《せい》分《ぶん》が腸《ちょう》から血《ち》の中《なか》に吸収《きゅうしゅう》されて、汗《あせ》に混《ま》じったり、口《くち》から吐《は》く息《いき》に混《ま》じったりして出《で》てくるのです。

そうなると、お風呂《ふろ》に入《はい》っていてもからだがにおう原因《げんいん》になってしまいます。おならは、できるだけがまんしないで出《だ》しましょう。

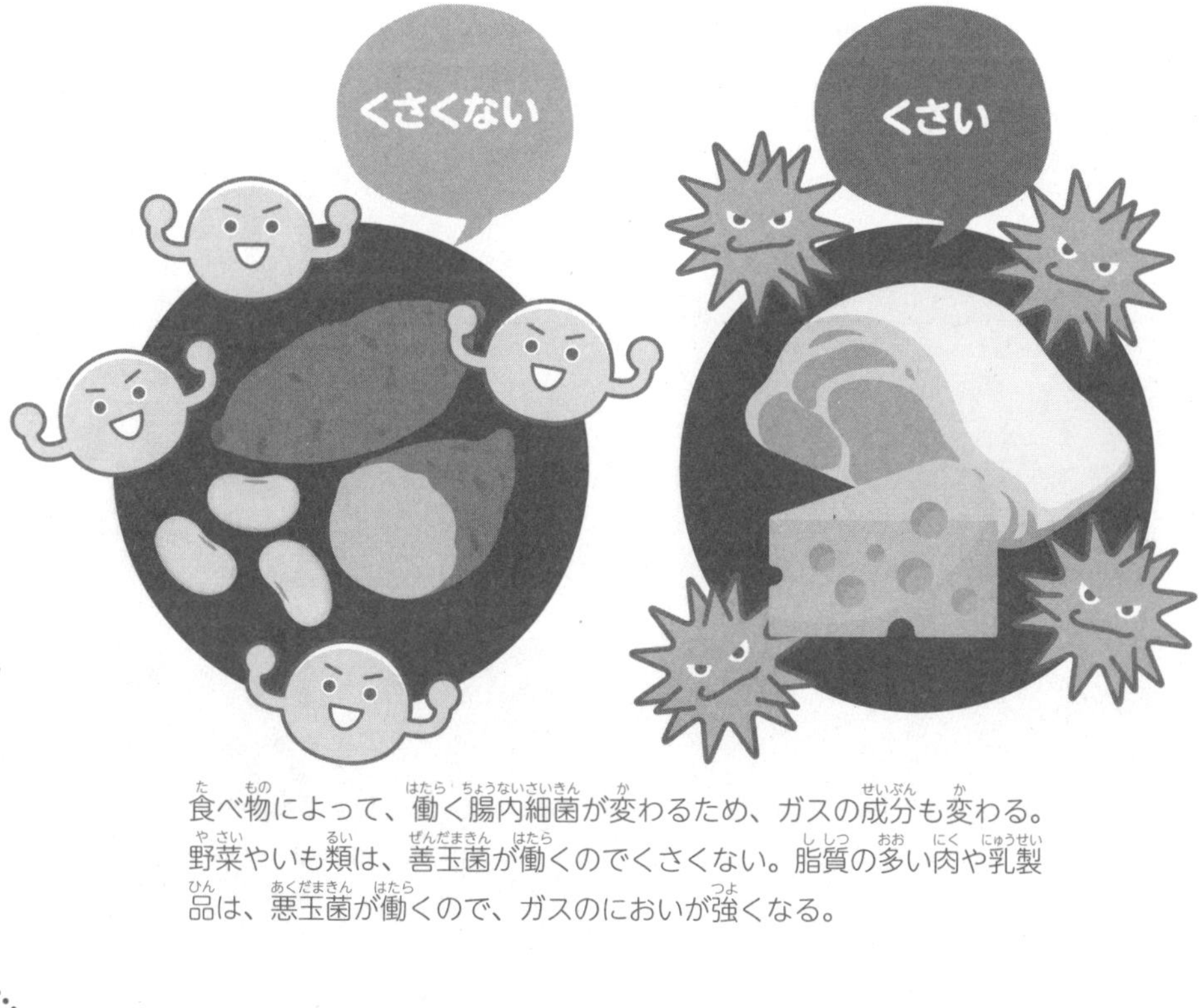

食《た》べ物《もの》によって、働《はたら》く腸内細菌《ちょうないさいきん》が変《か》わるため、ガスの成分《せいぶん》も変《か》わる。野菜《やさい》やいも類《るい》は、善玉菌《ぜんだまきん》が働《はたら》くのでくさくない。脂質《ししつ》の多《おお》い肉《にく》や乳製《にゅうせい》品《ひん》は、悪玉菌《あくだまきん》が働《はたら》くので、ガスのにおいが強《つよ》くなる。

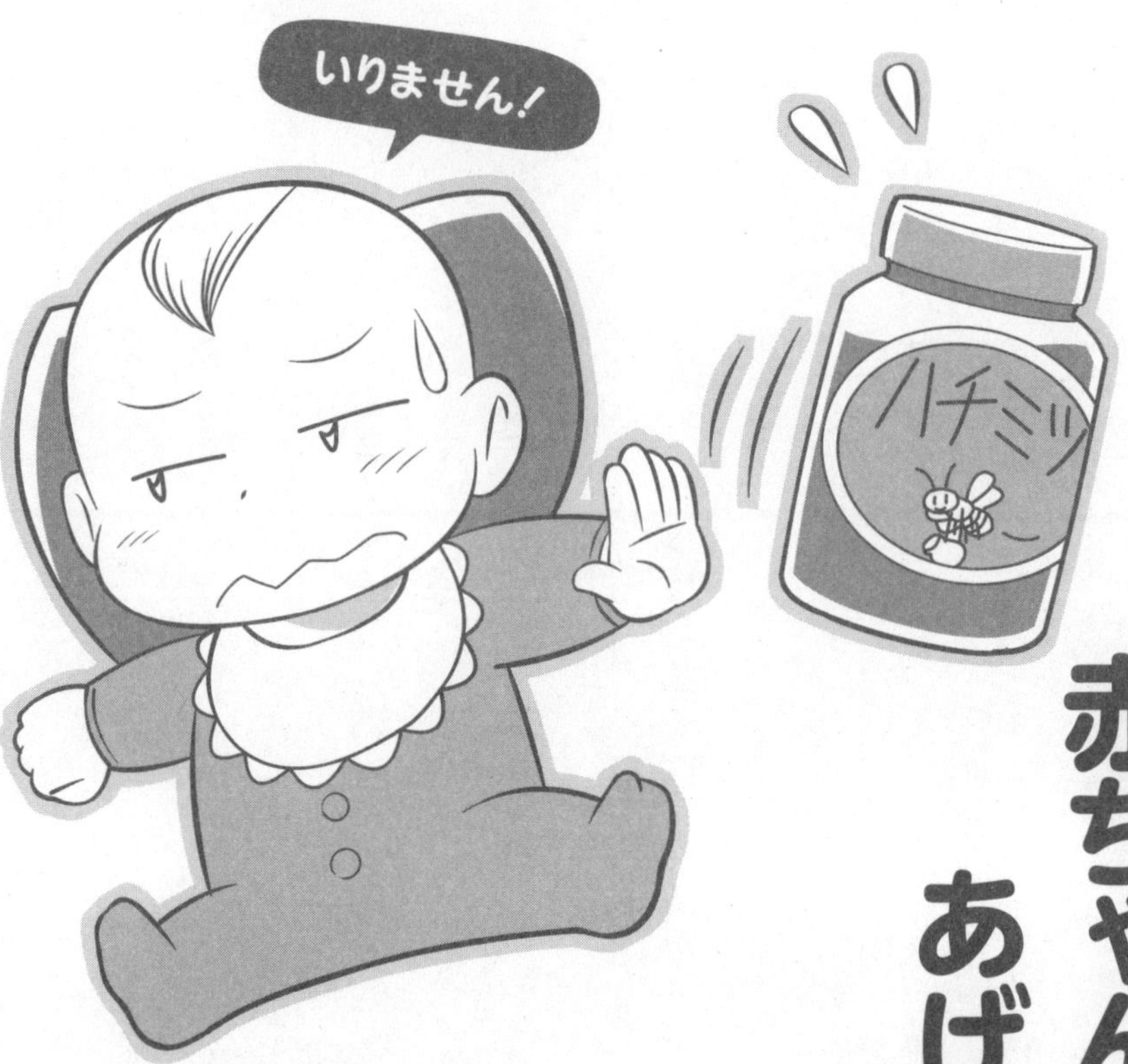

赤《あか》ちゃんにハチミツをあげてはいけない

ハチミツは、ビタミンやミネラルなどたくさんの栄養《えいよう》がとれる食品《しょくひん》です。けれども、1歳《さい》にならない赤《あか》ちゃんには、絶対《ぜったい》にあげてはいけません。最悪《さいあく》の場合《ばあい》、亡《な》くなる危険《きけん》があります。

ハチミツには「ボツリヌス菌《きん》」という細菌《さいきん》が入《はい》っていることがあります。この菌《きん》は、土《つち》の中《なか》など、自然界《しぜんかい》のどこにでもいる菌《きん》です。

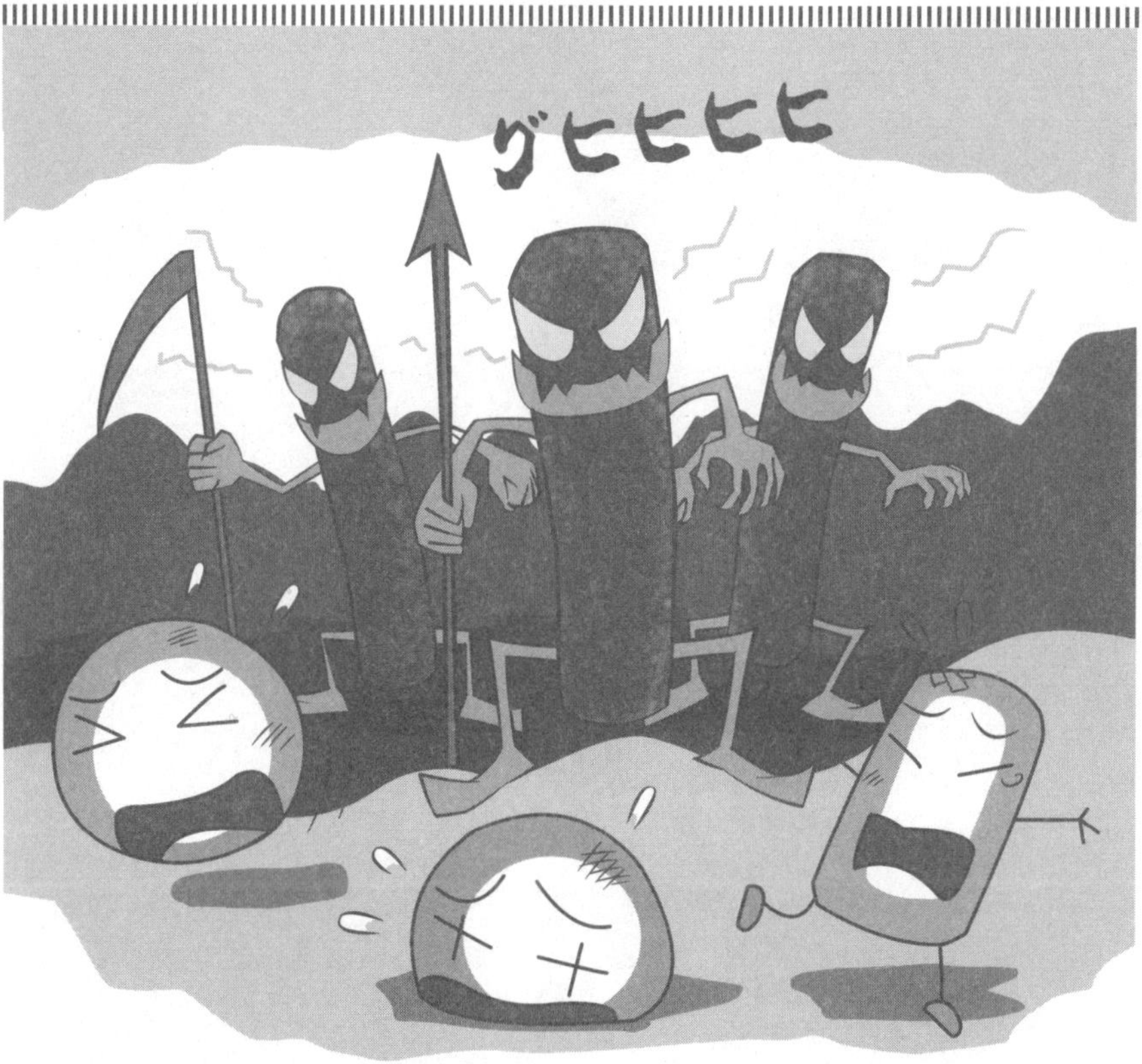

ただしからだの中《なか》に入《はい》ると、毒素《どくそ》を出《だ》して悪《わる》さをします。

大人《おとな》の場合《ばあい》、ボツリヌス菌《きん》がからだに入《はい》っても、腸内《ちょうない》のほかの細《さい》菌《きん》に負《ま》けるため何《なに》も起《お》きません。

ところが赤《あか》ちゃんは、まだ腸内《ちょうない》細菌《さいきん》の数《かず》も種類《しゅるい》も多《おお》くありません。そのためボツリヌス菌《きん》が腸内《ちょうない》で増《ふ》えて、その毒素《どくそ》で便秘《べんぴ》になったり、泣《な》く力《ちから》が弱《よわ》くなったり、お乳《ちち》を飲《の》まなくなったりするのです。

さらにボツリヌス菌《きん》は、加熱《かねつ》しても死《し》にません。ハチミツ入《い》りのお菓子《かし》もさけるようにしましょう。

からだの ふしぎクイズ

あの機能《きのう》や現象《げんしょう》、何《なん》のため？ なぜ起《お》きる？

Q1

下痢《げり》が起《お》きるのはなぜ？

❶おしっこをがまんしすぎたから
❷腸《ちょう》の中《なか》の水分《すいぶん》が多《おお》いから
❸体温《たいおん》が低《ひく》いから

Q2

寒《さむ》いとぶるっとするのはなぜ？

❶体温《たいおん》を上《あ》げようと筋肉《きんにく》が動《うご》くから
❷冷《つめ》たい空気《くうき》にからだが驚《おどろ》いたから
❸急《きゅう》におしっこがたまるから

Q3

夢《ゆめ》を見《み》るのはなぜ？

❶まだ寝《ね》たくないと思《おも》っているから
❷脳《のう》が休《やす》んでいるから
❸脳《のう》が一日《いちにち》の出来事《できごと》を整理《せいり》しているから

こたえは141ページ！

Q4

あくびが出《で》るのはなぜ？

❶ 脳《のう》の温度《おんど》を下《さ》げるため
❷ 脳《のう》の温度《おんど》を上《あ》げるため
❸ 顔《かお》の筋肉《きんにく》の疲《つか》れを治《なお》すため

Q5

くしゃみが出《で》るのはなぜ？

❶ 一度《いちど》に大量《たいりょう》の空気《くうき》を吸《す》い込《こ》んだから
❷ ごみやほこりを出《だ》し、からだをまもるため
❸ 喉《のど》が渇《かわ》いているから

Q6

げっぷが出《で》るのはなぜ？

❶ のみ込《こ》んだ空気《くうき》や胃《い》の中《なか》のガスが出《で》てくるから
❷ がまんしていたおならが口《くち》から出《で》てくるから
❸ 胃《い》が食《た》べ物《もの》でいっぱいになったから

Q7

ごはんを食《た》べた後《あと》、眠《ねむ》くなるのはなぜ？

❶ 食《た》べた後《あと》に眠《ねむ》ると消化《しょうか》が早《はや》くできるから
❷ 脳《のう》が激《はげ》しく活動《かつどう》するから
❸ 胃《い》に血液《けつえき》が集《あつ》まるから

Q8

せきが出《で》るのはなぜ？

❶ からだにたまった空気《くうき》を出《だ》すため
❷ 喉《のど》の渇《かわ》きをうるおすため
❸ 気管《きかん》に入《はい》ったごみを外《そと》に出《だ》すため

Q9

土踏《つちふ》まずがあるのはなぜ？

❶ 足《あし》の形《かたち》をきれいに見《み》せるため
❷ 風通《かぜとお》しを良《よ》くして、足《あし》を清潔《せいけつ》に保《たも》つため
❸ 足《あし》への負担《ふたん》を少《すく》なくするため

こたえは141ページ！

○○の意外《いがい》な正体《しょうたい》とは？

Q10

指紋《しもん》にはどういった役割《やくわり》がある？

❶ 指《ゆび》をけがしにくくする
❷ 物《もの》をつかむための滑《すべ》り止《ど》め
❸ 指先《ゆびさき》の乾燥《かんそう》を防《ふせ》ぐ

Q11

鼻毛《はなげ》がはえているのは何《なん》のため？

❶ 細菌《さいきん》やごみを体内《たいない》に入《い》れないようにするため
❷ 鼻《はな》の中《なか》の空気《くうき》を温《あたた》めるため
❸ においに敏感《びんかん》になるため

Q12

鼻《はな》くそは何《なに》からできている？

❶ 毛《け》
❷ 粘液《ねんえき》やごみ
❸ 筋肉《きんにく》

Q13

つめは何《なに》が変化《へんか》したもの？

❶ 骨《ほね》
❷ 筋肉《きんにく》
❸ 皮《ひ》ふ

Q14

のどちんこは何《なに》からできている？

❶ 筋肉《きんにく》
❷ 軟骨《なんこつ》
❸ 脂肪《しぼう》

Q15

髪《かみ》の毛《け》は何《なに》が変化《へんか》したもの？

❶ 神経《しんけい》
❷ 皮《ひ》ふ
❸ 骨《ほね》

こたえは141ページ！

なぜそうなった？からだにまつわる色《いろ》

Q16

くちびるが赤《あか》いのはなぜ？

❶ 皮《ひ》ふが分厚《ぶあつ》いから
❷ 食事《しょくじ》でこすれて色《いろ》が変《か》わるから
❸ 皮《ひ》ふの血管《けっかん》が透《す》けて見《み》えるから

Q17

赤《あか》ちゃんが初《はじ》めて出《だ》すうんちの色《いろ》は？

❶ 黒《くろ》っぽい緑色《みどりいろ》
❷ 黄色《きいろ》
❸ 赤色《あかいろ》

Q18

うんちはどうして茶色《ちゃいろ》なの？

❶ 食《た》べ物《もの》の色《いろ》が全部混《ぜんぶま》ざるから
❷ 胆汁《たんじゅう》の色素《しきそ》が便《べん》にまざるから
❸ 外《そと》に出《で》るときに空気《くうき》に触《ふ》れるから

Q19

なぜ血《ち》は赤色《あかいろ》をしているの？

❶ 赤血球《せっけっきゅう》が赤《あか》いから
❷ 血管《けっかん》が赤《あか》いから
❸ ケガしたことをわかりやすくするため

Q20

おしっこの色《いろ》が濃《こ》くなったり薄《うす》くなったりするのはなぜ？

❶ 体温《たいおん》によって色《いろ》が変《か》わるから
❷ 大腸《だいちょう》の調子《ちょうし》が日《ひ》によって違《ちが》うから
❸ からだの水分量《すいぶんりょう》で色《いろ》が変《か》わるから

○○は一日《いちにち》でどのくらい？

Q21

おしっこは一日《いちにち》にどのくらい出《で》る？

❶ 0・5リットル
❷ 1・5リットル
❸ 3リットル

こたえは141ページ！

Q22

胃液《いえき》は一日《いちにち》に
どのくらい出《で》る？

❶ 約《やく》2リットル
❷ 約《やく》5リットル
❸ 約《やく》8リットル

Q23

髪《かみ》の毛《け》は一日《いちにち》に
どのくらい伸《の》びる？

❶ 0・01ミリメートル
❷ ０・２〜０・３ミリメートル
❸ 1センチメートル

Q24

心臓《しんぞう》は一日《いちにち》に何回《なんかい》、
ドクンと動《うご》く？

❶ 約《やく》10万回《まんかい》
❷ 約《やく》１００万回《まんかい》
❸ 約《やく》１０００万回《まんかい》

Q25

夏《なつ》の暑《あつ》い日《ひ》に、
一日《いちにち》に出《で》る汗《あせ》の量《りょう》は？

❶ 2〜4リットル
❷ 5〜10リットル
❸ 15リットル

クイズのこたえ

Q1 こたえ ❷

腸《ちょう》で水分《すいぶん》を吸収《きゅうしゅう》しきれず、下痢《げり》になる。下痢《げり》になったときは水分《すいぶん》補《ほ》給《きゅう》が大切《たいせつ》。

Q2 こたえ ❶

寒《さむ》いときに震《ふる》えるのは筋肉《きんにく》が伸《の》び縮《ちぢ》みするから。これにより体温《たいおん》を上《あ》げようとしている。

Q3 こたえ ❸

夢《ゆめ》はその日《ひ》あったことや、気《き》になっていることなどが関係《かんけい》しているといわれている。

Q4 こたえ ❶

脳《のう》の温度《おんど》が上《あ》がるとあくびが出《で》る。空気《くうき》を入《い》れることで温度《おんど》を下《さ》げようとしている。

Q5 こたえ ❷

鼻《はな》の中《なか》の粘膜《ねんまく》には神経《しんけい》が通《とお》っていて、異物《いぶつ》で刺激《しげき》されるとくしゃみが出《で》る。

Q6 こたえ ❶

食事《しょくじ》のときにのみ込《こ》んだ空気《くうき》と、食《た》べたものから出《で》るガスがげっぷになって出《で》てくる。

Q7 こたえ ❸

消化《しょうか》のために胃《い》が活発《かっぱつ》に動《うご》き、その際《さい》、必要《ひつよう》な酸素《さんそ》を運《はこ》ぶために血《けつ》液《えき》が胃《い》に集《あつ》まる。

Q8 こたえ ❸

せきには、空気中《くうきちゅう》のごみや細菌《さいきん》がからだに入《はい》ってくるのを防《ふせ》ぐ役《やく》割《わり》がある。

Q9 こたえ ❸

土踏《つちふ》まずは橋《はし》などのようにアーチ形《がた》をしている。これは上《うえ》からの力《ちから》を支《ささ》えるのに強《つよ》い形《かたち》。

Q10 こたえ ❷

指紋《しもん》がないと鉛筆《えんぴつ》も滑《すべ》ってうまく持《も》てない。また、指先《ゆびさき》の感覚《かんかく》を敏《びん》感《かん》にする役割《やくわり》もある。

Q11 こたえ ❶

鼻毛《はなげ》は大《おお》きいごみをからめとる役割《やくわり》がある。空気《くうき》が汚《よご》れているところほど、早《はや》く伸《の》びる。

Q12 こたえ ❷

鼻《はな》に入《はい》ったごみや、鼻《はな》の中《なか》にあるネバネバの粘液《ねんえき》などが固《かた》まって鼻《はな》くそになる。

Q13 こたえ ❸

つめは、皮《ひ》ふの一番外《いちばんそと》側《がわ》の角質《かくしつ》からできたもの。鳥《とり》のくちばしと同《おな》じ成分《せいぶん》をしている。

Q14 こたえ ❶

のどちんこは食《た》べ物《もの》が鼻《はな》にいかないようにするなどの役割《やくわり》を果《は》たしている。

Q15 こたえ ❷

つめと同《おな》じで皮《ひ》ふの角《かく》質《しつ》が変化《へんか》したもの。髪《かみ》の毛《け》は寒《さむ》さから頭《あたま》を守《まも》るなどの役割《やくわり》がある。

Q16 こたえ ❸

くちびるの表面《ひょうめん》は、口《くち》の中《なか》の粘膜《ねんまく》と同《おな》じもので、厚《あつ》さが薄《うす》い。そのため血管《けっかん》が透《す》ける。

Q17 こたえ ❶

赤《あか》ちゃんの初《はじ》めてのうんちは「胎便《たいべん》」といわれ、黒《くろ》っぽい緑色《みどりいろ》。ほとんどにおわない。

Q18 こたえ ❷

胆汁《たんじゅう》は肝臓《かんぞう》で作《つく》られる黄色《きいろ》い液体《えきたい》。腸内《ちょうない》で脂《し》肪《ぼう》を消化《しょうか》するのを助《たす》けるなどの役割《やくわり》がある。

Q19 こたえ ❶

血液《けつえき》の中《なか》の赤血球《せっけっきゅう》にはヘモグロビンという色《しき》素《そ》がある。これが酸素《さんそ》と結《むす》びつき赤《あか》くなる。

Q20 こたえ ❸

おしっこの黄色《きいろ》はウロビリンという成分《せいぶん》の色《いろ》で、水分量《すいぶんりょう》が増《ふ》えると透明《とうめい》に近《ちか》い色《いろ》になる。

Q21 こたえ ❷

おしっこは腎臓《じんぞう》で作《つく》られ、摂取《せっしゅ》した水分量《すいぶんりょう》のほか、年齢《ねんれい》などによって出《で》る量《りょう》は変《か》わる。

Q22 こたえ ❶

胃液《いえき》は食《た》べ物《もの》が胃《い》に入《はい》ってきたり、食《た》べ物《もの》のにおいを感《かん》じたりしたときなどに出《で》る。

Q23 こたえ ❷

1か月《げつ》で約《やく》1センチ伸《の》びるとされる。伸《の》びているのは、毛先《けさき》ではなく、根元《ねもと》にある毛根《もうこん》。

Q24 こたえ ❶

1分間《ぷんかん》に心臓《しんぞう》がドクンとする回数《かいすう》を「心拍数《しんぱくすう》」という。成人《せいじん》は60～100回《かい》が普通《ふつう》とされる。

Q25 こたえ ❷

汗《あせ》は、体温《たいおん》を下《さ》げる機《き》能《のう》がある。塩分《えんぶん》をふくんでいるため、なめるとしょっぱい。

おもな参考文献・資料

『科学クイズにちょうせん！　5分間のサバイバル 人体のふしぎ』（朝日新聞出版）
『人体のふしぎはっけん！　366クイズ』坂井建雄監修（主婦の友社）
『できるかな？　人体おもしろチャレンジ　新発見！　人間の脳・神経・反射のはなし』坂井建雄監修（えほんの杜）
『さらに！　できるかな？　人体おもしろチャレンジMAX　人間のバランス・錯覚・構造のはなし』坂井建雄監修（えほんの杜）
『想定外の人体解剖学』坂井建雄著（枻出版社）
『やさしくわかる子どものための医学　人体のふしぎな話365』坂井建雄監修（ナツメ社）

監修　坂井建雄

順天堂大学保健医療学部特任教授。医学部医史学研究室も併任。専門は解剖学と医史学。東京大学医学部医学科卒。近著に『カラー図解 人体の細胞生物学【改訂第2版】』（日本医事新報社）、『構造と機能がつながる神経解剖生理学』（共著、医学書院）など。また、専門書のほかにも、『カラダのひみつをのぞいてみよう! すごい人体の図鑑』（ナツメ社）、『図だけでわかる! 人体』（ニュートンプレス）など、一般向けの著作も多数手がけている。

文　澤田憲、唐澤俊介

マンガ　工藤ケン

イラスト　工藤ケン、iStock

写真　Aflo、iStock

カバーイラスト　フジイイクコ

カバーデザイン　辻中浩一（ウフ）

本文フォーマットデザイン　辻中浩一（ウフ）

本文レイアウト　阿部ともみ（ESSand）

校閲　桑原和雄、野口高峰（朝日新聞総合サービス　出版校閲部）

編集デスク　野村美絵

編集　唐澤俊介、直木詩帆

あした話《はな》したくなる
おもわずびっくり
からだのふしぎ

2025年2月28日　第1刷発行

監修　坂井建雄
編著　朝日新聞出版
発行者　片桐圭子
発行所　朝日新聞出版
〒104-8011
東京都中央区築地5-3-2
電話　03-5541-8833（編集）
03-5540-7793（販売）
印刷所　大日本印刷株式会社

Published in Japan by Asahi Shimbun Publications Inc.
ISBN 978-4-02-332410-7

定価はカバーに表示してあります。

落丁・乱丁の場合は弊社業務部（03-5540-7800）へご連絡ください。
送料弊社負担にてお取り替えいたします。